下肢静脈瘤

かしじょうみゃくりゅう

血管外科の名医が教える最高の治し方大全

文響社

はじめに

日本では10人に1人が下肢静脈瘤(かしじょうみゃくりゅう)を発症しているといわれており、約1000万人が「ふくらはぎの静脈が浮き出てコブのようにボコボコしている」「赤紫色の細い血管が透けて見える」「夕方になると足がむくむ」といった症状で悩んでいます。

しかし、下肢静脈瘤の正しい知識や診断・治療はまだ十分に浸透しておらず、「手術しなければ治らない」と思い込んでいる人もいます。ところが実際には、下肢静脈瘤にはさまざまな種類や進行度があり、すべてが手術を必要とするわけではありません。ほとんどの場合、セルフケアで改善することができるのです。

下肢静脈瘤は血液の逆流を防ぐ静脈弁が壊れて発症する病気ですが、実は、手術が必要になるほど重症の患者さんは全体の1～2割にすぎません。残りの8～9割の患者さんは、下肢の静脈血を心臓へ送る「ふくらはぎの筋ポンプ作用」の低下が問題であり、運動や下肢マッサージ、弾性ストッキングなどのセルフケアで筋ポンプ作用を促すことで下肢静脈瘤を改善できます。大半の患者さんは手術を急ぐ必要はなく、適応をよく理解したうえで検討すべきでしょう。

ぜひ本書を読んで、正しい治療、セルフケアに取り組んでください。

（岩井武尚）

ご回答・ご解説いただいた先生方　※掲載順

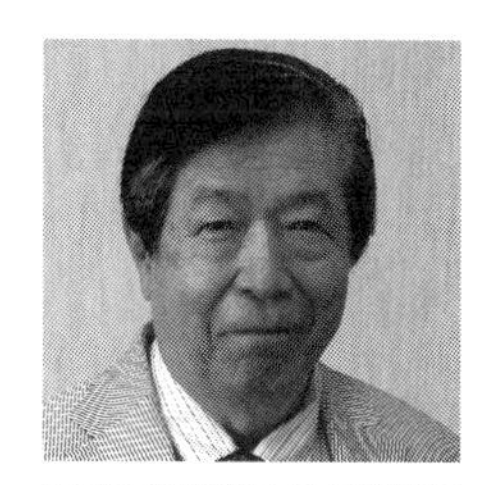

東京医科歯科大学名誉教授
つくば血管センター　センター長
いわ い たけひさ
岩井武尚先生

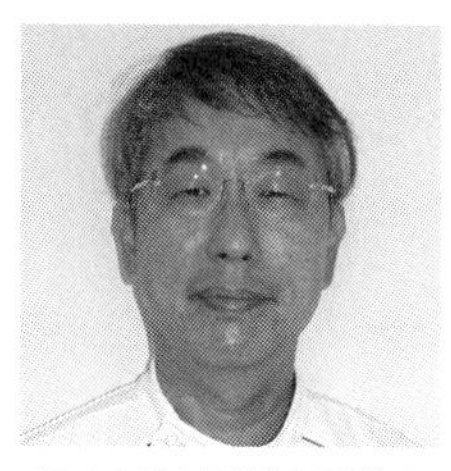

日本血管外科学会評議員
お茶の水血管外科クリニック院長
ひろかわまさゆき
広川雅之先生

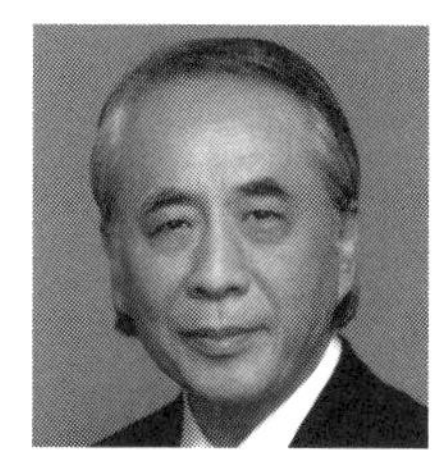

国際医療福祉大学客員教授
都庁前血管外科・循環器内科院長
しげまつ　ひろし
重松　宏先生

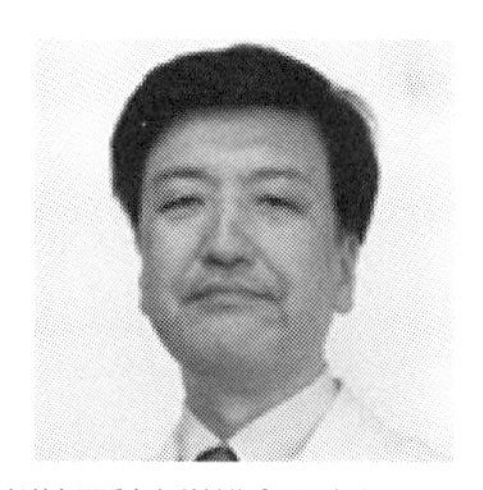

川崎医科大学総合医療センター
外科部長・特任教授
もり た いちろう
森田一郎先生

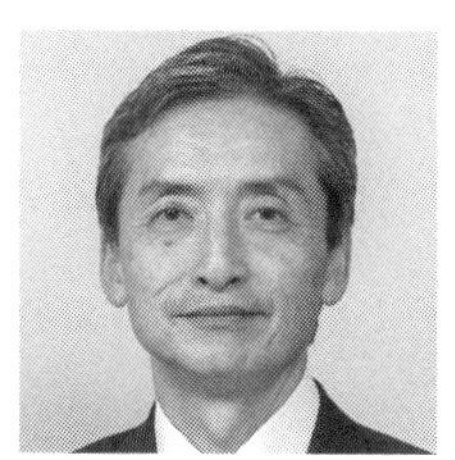

福島県立医科大学
心臓血管外科准教授
さ と かわひろ の
佐戸川弘之先生

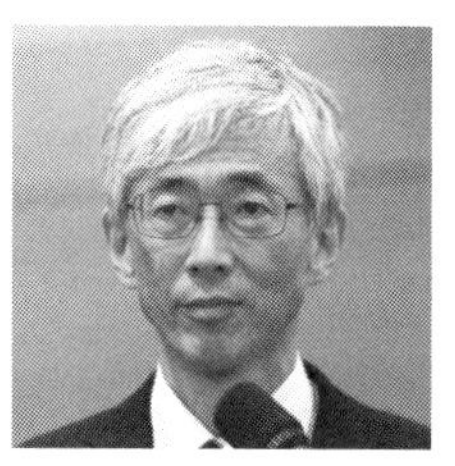

横浜南共済病院
心臓血管外科部長
もう　まこと
孟　真先生

目次

第3章 診察・検査・診断についての疑問15

第4章　保存的療法についての疑問23

第5章 手術・レーザー・注射治療についての疑問18 …… 123

第6章 合併症・二次性静脈瘤についての疑問11 …… 147

第7章 日常生活の注意点やセルフケアについての疑問24 ……163

第1章

病気についての疑問 27

Q1 そもそも下肢静脈瘤とはどんな病気ですか？

下肢静脈瘤は、股関節から足の末端までの下肢を通っている静脈（主に後述する表在静脈）の機能不全によって血流がさえぎられ、うっ血する病気です。

静脈の血液が正常に流れなくなると、下肢のむくみ、だるさ、かゆみ、痛みなどの自覚症状が起こるほか、下肢の皮膚が変色したり（専門的には色素沈着という）、血管（静脈）が浮き上がったり、コブのようにふくれ上がったりして見た目にも異常が現れます。そして病気が進行すると、血管がさらに太く浮き出るだけでなく、湿疹ができたり、潰瘍（皮膚がただれてくずれ、穴があいた状態）になったりするのです。

下肢静脈瘤がやっかいなのは、自然に治ることはなく、ほうっておくと病気が確実に進行してQOL（生活の質）が低下することです。特に、湿疹や潰瘍ができるほど症状が悪化したら手術を検討しなければなりません。

また、下肢静脈瘤の患者さんは、性別で見ると男性よりも女性に多いという特徴があります。そのため、皮膚の変色や浮き出た太い血管、ボコボコとしたコブといった異常は、見た目を気にする女性にとって深刻な悩みといえるでしょう。

下肢の静脈が機能不全に陥るのは、血管内で静脈血の逆流を防いでいる静脈弁が壊れ、うまく逆流を防げなくなるからです。静脈弁には、血液を心臓へ送り返すポンプ作用の働きもあるので、これが機能しなくなると下肢に血液やリンパ液（細胞から余分な水分や老廃物を運ぶ無色透明の液）が滞留して、下肢静脈瘤が起こることになります。

ひと口に下肢の静脈といっても、深部静脈と表在静脈に大別されます。

このうち深部静脈は、目に見えない骨付近の深いところを通り、下肢の静脈血の約80～90％が流れています。

一方、表在静脈は皮膚に近い体表部分を通っています（小伏在静脈と大伏在静脈がある）。そして、深部静脈と表在静脈は穿通枝（交通枝）という血管でつながっており、ここに下肢静脈瘤が多発するのです。（岩井武尚）

下肢の深部静脈と表在静脈

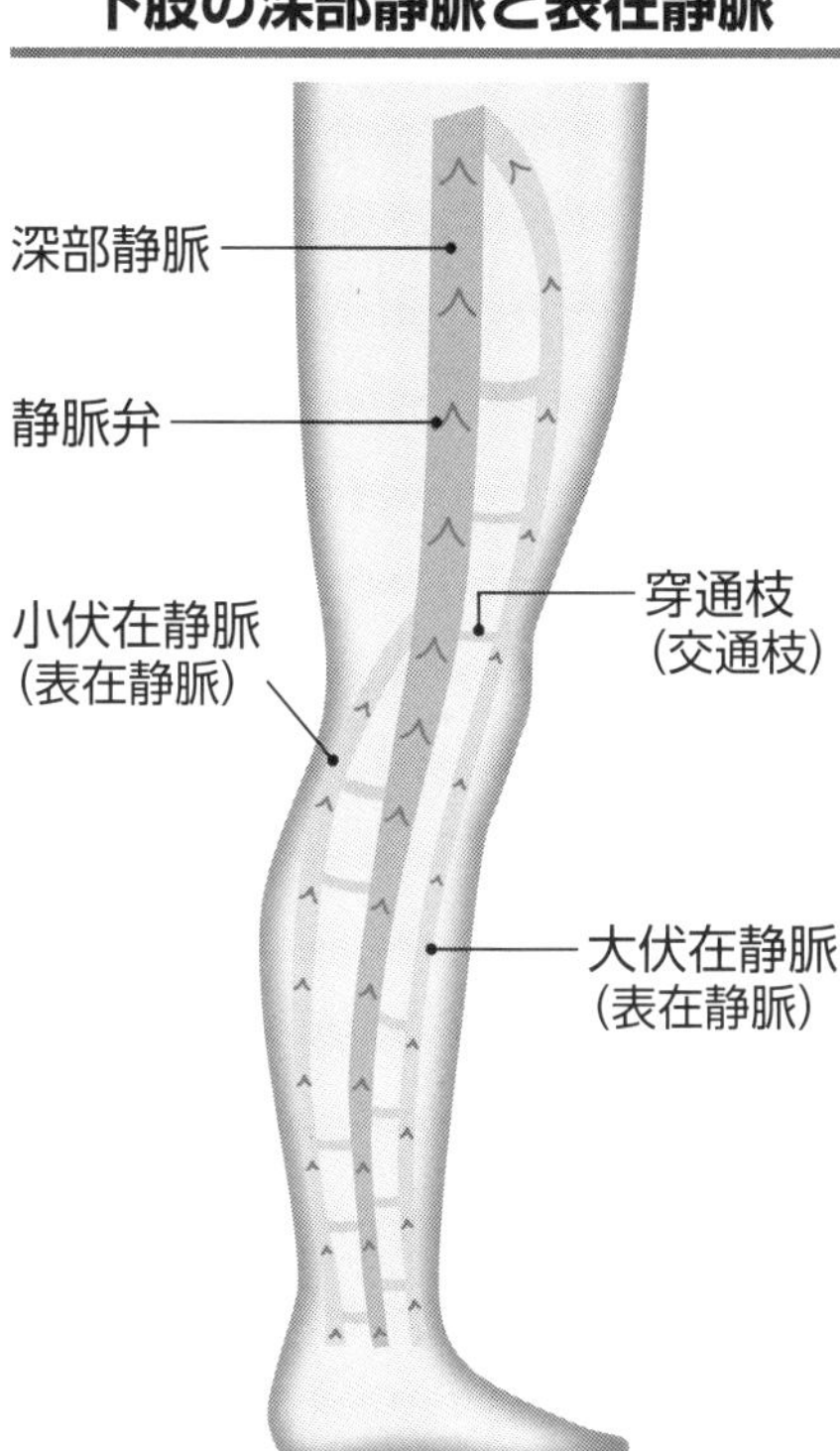

Q2 古代ローマ以前から続く病気とは本当ですか？

太古の昔から、多くの人々が下肢静脈瘤に苦しめられてきました。

医学的には、紀元前1550年ごろに書かれた『エーベルス・パピルス』というエジプト医学について記したパピルス（紙）に、静脈瘤の記述が残されています。また、古代ギリシャの石像や旧約聖書にも記されているほか、日本では平安時代末期から鎌倉時代初期の絵巻物『病草紙』に下肢静脈瘤が描かれています。

治療については、昔から現在の弾性ストッキング（Q76～81参照）を使う方法に似た圧迫療法が存在していました。**古代ローマ時代には、下肢を切開してつまっている静脈を焼く手術も行われていたといいます。**当時の未熟な医療水準で手術まで行っていたわけですから、いかに人々が下肢静脈瘤に悩まされていたかうかがい知れます。

下肢静脈瘤は、人類が二足歩行を始めたときから発生した病気と考えられます。そもそも、下肢静脈瘤を発症するのは人間だけで、イヌやネコ、ウマなどの四足歩行の動物には見られません。つまり、人類が二足歩行に進化し、足の静脈にかかる負担が大きくなったことで宿命づけられた病気といえるわけです。

（岩井武尚）

Q3 患者数1千万人。なぜこんなに増えたのですか？

２００５年に発表された愛媛大学公衆衛生学教室・小西正光らの調査によると、対象者９１２３人（40歳以上。平均年齢62・４歳）の８・６％（男性３・８％、女性11・３％）に手術の対象になるような下肢静脈瘤（かしじょうみゃくりゅう）があるとわかり、日本国内の患者数は１０００万人以上に上ると推計されています。

こんなにも患者数が増えている理由として、超高齢社会の到来があげられるでしょう。下肢静脈瘤は10代・20代の若い人にも見られますが、年代別に見て発症率が高いのは中高年や高齢者です。ある調査によると、**70歳以上で下肢静脈瘤を発症している人は75％に達する**と報告されています（Q11参照）。加齢とともに下肢静脈瘤の患者数が増えるのは、老化で静脈の働きが衰えるからです。

また、日本の食事事情や交通の便などは半世紀前に比べると格段によくなり、食べすぎや運動不足によって肥満やメタボリックシンドローム（代謝異常症候群）になる人が増えつづけていることも、下肢静脈瘤の患者数が増加の一途をたどっている一因といえるでしょう。

（岩井武尚）

Q4 よく耳にする「動脈瘤」とは違いますか？

静脈瘤は、静脈血の逆流を防ぐ静脈弁が壊れてうっ血する病気です。他方、「動脈瘤」という病気もありますが、これは静脈瘤とは発症のしくみが全く違います。

動脈瘤は、血管（動脈）の一部にコブができる病気を指します。

この動脈瘤には3タイプあり、血管壁全体がふくらむ「真性動脈瘤」、血管壁の一部が裂けて固まりコブになる「仮性動脈瘤」、血管壁が縦に裂けて中膜の間に血液がたまる「解離性動脈瘤」に大別されます。解離性動脈瘤以外はいずれも自覚症状がほとんどなく、コブが大きくなると突然、破裂して死に至るおそれがあります。

特に危険なのは、大動脈にできる解離性動脈瘤の破裂（大動脈解離という）です。大動脈とは、心臓とつながっていて全身に血液を送る人体で最も太い血管で、直径は約2・5〜3・5センチもあります。解離性動脈瘤が破裂すると大動脈が二つに裂け、これが心臓に近い上行大動脈で起こった場合には高い確率で死亡します。

健康診断の胸部レントゲン検査で動脈瘤が疑われた人は、速やかに病院でCT（コンピュータ断層撮影）検査などを受けてください。

（岩井武尚）

Q5 「エコノミークラス症候群」とは違いますか？

「エコノミークラス症候群」とは、下肢にできた血栓（血液の塊）で深部静脈がつまる「深部静脈血栓症」のこと。深部静脈血栓症になると、下肢の血栓が移動して肺動脈をつまらせる「肺血栓塞栓症」が起こることがあります。飛行機のエコノミークラスの狭い席で長時間同じ姿勢のまま座っていると、深部静脈血栓症による肺血栓塞栓症が起こりやすいことから、エコノミークラス症候群と呼ばれているのです。

では、深部静脈血栓症が下肢静脈瘤に関係しているかというと、答えは「イエス」。深部静脈血栓症になると、血栓で深部静脈の血流がさえぎられ、行き場を失った大量の血液が表在静脈にドッと流れ込み、表在静脈の血流量は通常の3〜4倍に増え、下肢静脈瘤と同じ症状が起こるのです。このように**深部静脈などがつまって起こる下肢静脈瘤を「二次性静脈瘤」といいます**（表在静脈で起こる場合は一次性静脈瘤）。

深部静脈血栓症が起こったら、血が固まらなくなる薬（ワーファリンやDOAC〈直接経口抗凝固薬〉）の服用や弾性ストッキングの着用が必要になります。また、まれにカテーテル手術で血栓を取り除くこともあります。

（岩井武尚）

Q6 足の静脈はどんな機能と役割を担っていますか？

ふくらはぎや足先を走る下肢の静脈は心臓から離れており、心臓の拍動によるポンプ作用の恩恵をほとんど受けられません。しかも、下肢の静脈を流れる血液は、上半身に比べて重力の影響を強く受けるので、必然的に血流は滞りやすくなります。

そのため、下肢の静脈には筋肉と連動して血流を促し、静脈血を心臓に戻す独自のしくみが備わっています。

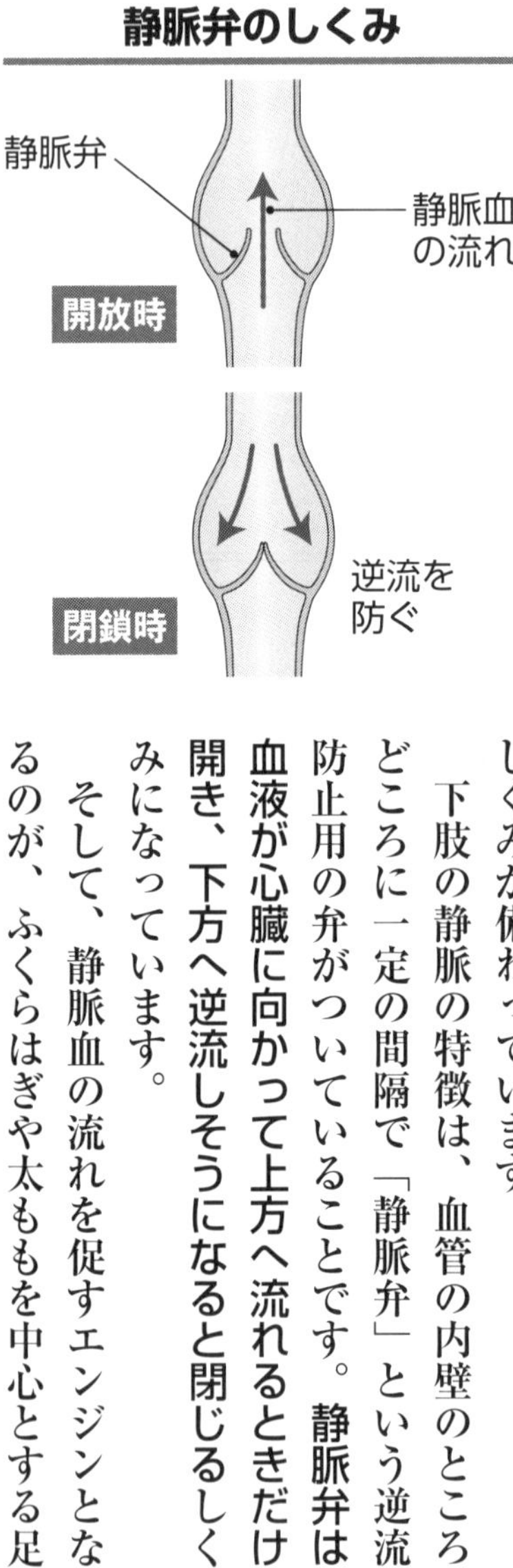

下肢の静脈の特徴は、血管の内壁のところどころに一定の間隔で「静脈弁」という逆流防止用の弁がついていることです。**静脈弁は、血液が心臓に向かって上方へ流れるときだけ開き、下方へ逆流しそうになると閉じるしく**みになっています。

そして、静脈血の流れを促すエンジンとなるのが、ふくらはぎや太ももを中心とする足の筋肉です。とりわけ、ふくらはぎの筋肉は「第二の心臓」と呼ばれており、強力な「筋ポンプ作用」を生み出します。筋ポンプ作用とは、立ったり、歩いたり、座ったりという日常動作を行ったときに、ふくらはぎなどの下肢の筋肉が収縮と弛緩(しかん)をくり返すことで、静脈を圧迫してポンプのように血液を押し上げる働きです。この静脈と連動する筋肉の収縮と弛緩は、ウシの乳搾(ちちしぼ)りに似ていることから「ミルキングアクション」とも呼ばれます。

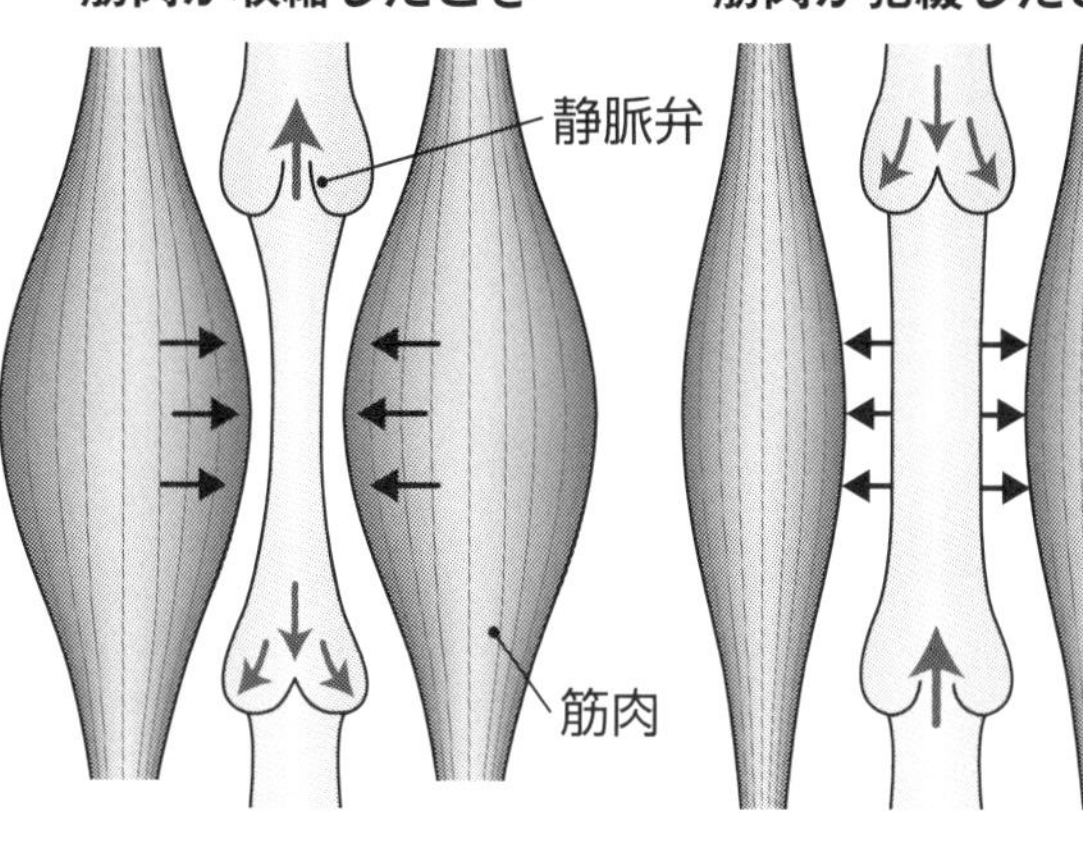

ただし、静脈弁は、非常に薄く壊れやすい構造をしています。また、ふくらはぎなどの足の筋肉は加齢とともに衰え、筋ポンプ作用も弱くなります。そのため、老化で静脈弁に異常が起こったり、筋ポンプ作用が低下したりすると下肢静脈瘤(りゅう)や深部静脈血栓症が多発するのです。

（岩井武尚）

Q7 足の静脈血が逆流してしまうのはなぜですか？

ふくらはぎなどの下肢（かし）の表面にある表在静脈を流れる血液が逆流して下肢静脈瘤（りゅう）が起こるのは、逆流防止用の弁である「静脈弁」に不具合（弁不全という）が起こるからです。

Ｑ６で説明したように、静脈弁が正常なら筋ポンプ作用との連動によって、静脈血は心臓に向かってスムーズに流れていきます。

壊れた静脈弁

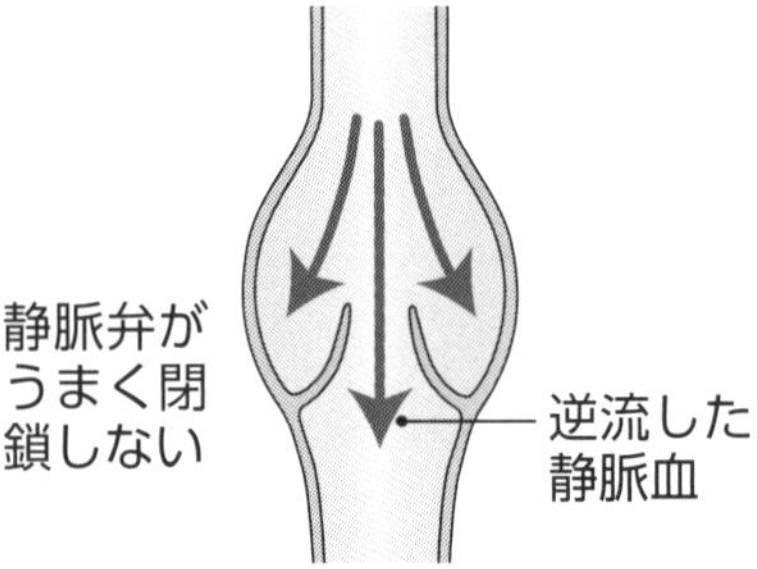

閉鎖不全で静脈血が逆流

しかし、静脈弁は、静脈の内膜が弁状に変化したものなので非常に薄く、丈夫ではありません。そのため、なんらかの理由で静脈に強い負荷がかかると、静脈弁が壊れてしまうことがあります。その結果、静脈血が心臓に向かって流れても静脈弁がうまく閉鎖せず、逆流することになるのです。

この状態が長く続くと表在静脈が太くなり、クネクネと曲がったり、コブのようにふくらんだりして下肢静脈瘤が起こります。

（岩井武尚）

Q8 下肢静脈瘤を引き起こす主な原因はなんですか？

下肢静脈瘤が起こる原因は人それぞれ違います。とはいえ、これまで行われた疫学調査（集団を対象に病気の発生状況を調べる調査）や患者さんの傾向から、主な原因はいくつか推定されています。

具体的には次のとおりです。

●長時間の立ち仕事……歩いたり、しゃがんだり、座ったりすることなく一日じゅう立ちっぱなしで仕事をしている人は、ふくらはぎの筋ポンプ作用があまり働かないので、下肢の静脈の血流が滞りがちになります。また、長時間立ちつづけていると下肢の静脈に負荷がかかりつづけるため、静脈弁に不具合が起こりやすいといえます。

●妊娠・出産……妊娠すると、女性ホルモンの影響で血管が広がって静脈弁の閉まりが悪くなるほか、大きなおなかの重みが足の静脈にとって大きな負担になります。さらに、出産時に下半身へ強い負荷がかかることも、足の静脈にダメージを与える一因になると考えられます。

●体の老化……体が老化すると静脈弁の働きが弱くなります。高齢になるほど歩く機

下肢静脈瘤を引き起こす主な原因

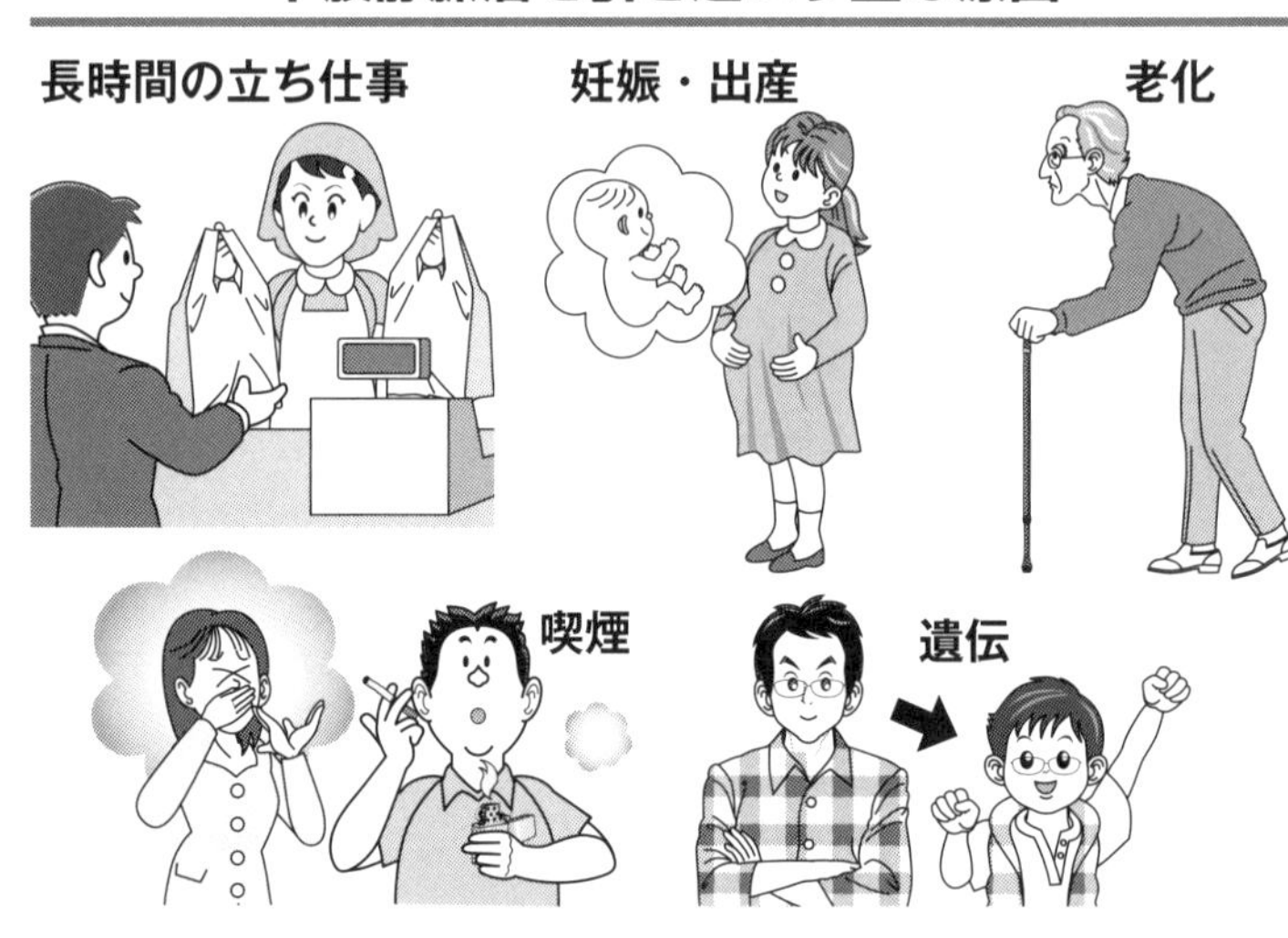

会が減るため、ふくらはぎの筋ポンプ作用も低下してしまいます。

●**喫煙**……タバコの煙は血栓（血液の塊）をできやすくするほか、静脈の内膜を損傷して下肢静脈瘤の発症リスクを高めます。

●**歯周病・水虫**……歯周病菌や白癬菌（水虫の原因菌）が血管内に侵入すると、下肢静脈瘤の悪化を招きます。

●**遺伝**……両親が下肢静脈瘤の場合には、約90％の確率で子供にも発症するといわれています。

以上のことに該当する人は、下肢静脈瘤が起こりやすいといえるでしょう。

ふくらはぎなどの下肢の自覚症状や見た目の異変などを察知したら、速やかに医療機関を受診してください。

（岩井武尚）

Q9 下肢静脈瘤は親から子へ遺伝する病気ですか？

下肢静脈瘤には、親に罹患歴があると将来的に子供もかかりやすい、という傾向があります。実際に、ある調査によると子供が下肢静脈瘤を発症する確率は、両親ともに罹患歴がある場合は約90％、片親だけ罹患歴がある場合は約25～62％、両親ともに罹患歴がない場合は約20％と報告されているのです。

しかし、今のところ下肢静脈瘤を引き起こす遺伝子は見つかっていないので、これが親から子供に遺伝する病気とは断言できません。親に下肢静脈瘤の罹患歴があると子供もかかりやすくなる理由としては、遺伝子というよりはむしろ、生活環境や生活習慣が大きく関係しているといえるでしょう。

Q8で説明したように、下肢静脈瘤の発症にはいくつかの要因が絡んでいます。もし、親が長時間立ち仕事で働いており、子供がその仕事を受け継げば当然ながら下肢静脈瘤の発症リスクは高くなります。また、親が過食で肥満だったり、喫煙者だったりしたら、子供にもその生活習慣が身につきやすくなります。つまり、下肢静脈瘤が起こりやすい体質は日々の生活習慣によって作られるのです。

（岩井武尚）

Q10 下肢静脈瘤が起こりやすいのはどんな人ですか？

下肢静脈瘤（かしじょうみゃくりゅう）は、妊娠・出産経験のある女性や、立ち仕事に従事する人、あるいは**親兄弟に下肢静脈瘤がある人**に多く起こります。

妊娠時はホルモンの変化によって静脈が柔らかくなり太くもなるので、血液の逆流を防ぐ静脈弁が壊れやすくなります。妊娠後期に胎児によっておなかの中の静脈が圧迫され、血液が心臓に戻りにくくなることも下肢静脈瘤が起こる一因となります。

立ち仕事は、重力によって血液が心臓に戻りにくくなり、ふくらはぎの筋ポンプ作用が働きにくくなるため、静脈弁に高い圧力がかかって下肢静脈瘤が起こりやすくなります。調理師、美容師・理容師、販売員、スーパーのレジ係など、狭い場所であまり足を動かさないで長時間立っている人は要注意です。1日10時間以上の立ち仕事の人は特に下肢静脈瘤が起こりやすく、また、重症になりやすい傾向があります。

親兄弟に下肢静脈瘤のある人には下肢静脈瘤が起こりやすく、特に、両親とも下肢静脈瘤がある人は90％に起こるといわれています。そのほか、**長時間の座り仕事に従事する人、運動不足・肥満・便秘の人**も起こりやすくなります。

（広川雅之）

Q11 下肢静脈瘤が中高年に多いのはなぜですか？

下肢静脈瘤（かしじょうみゃくりゅう）はいったん起こると自然に治ることはないので、年齢が上がるにつれて下肢静脈瘤の人が多くなります。

「年齢別下肢静脈瘤の割合」（平井正文らの調査・脈管学28・1989年）によると、15歳以上632人を対象にした調査では、全体の43％に下肢静脈瘤が見られ、年齢とともに病気にかかる人の割合が増え、30～40代では55％、50～60代では61％、70代では75％が罹患（りかん）していると報告されています。この調査結果から、下肢静脈瘤は加齢とともに増加傾向を示すことがわかります。

さらに、年を取ると下半身の筋肉量が減少し、静脈の血流を促すふくらはぎの筋ポンプ作用が弱くなることも、下肢静脈瘤を招く一因と考えられます。上半身の筋肉量は高齢になってもさほど減りませんが、下半身の筋肉量は70代になると20代に比べて約40％も減ってしまうのです。

ただし、下肢静脈瘤による症状のピークは60歳前後で、一生悪くなりつづけるわけではありません。

（広川雅之）

Q12 下肢静脈瘤は脂質異常症の人に多いそうですが、本当ですか？

下肢静脈瘤の人には動脈硬化や冠動脈疾患が多いといわれていますが、脂質異常症が多いわけではありません。ちなみに脂質異常症とは、血液中に悪玉（LDL）コレステロールや中性脂肪が異常に増えてしまう病気です。

脂質異常症は動脈硬化の危険因子であり、肥満をはじめとするメタボリックシンドローム（代謝異常症候群）の診断基準の一つにもなっています。一般的に血管病というと動脈硬化と考える人が多いので、下肢静脈瘤は脂質異常症と関係があると勘違いしているのだと思います。

下肢静脈瘤は、血液の逆流を防ぐ静脈弁が壊れたり、ふくらはぎの筋ポンプ作用が低下したりして静脈内に血液がたまる病気です。したがって、脂質異常症が下肢静脈瘤の直接的な引き金になることはありません。

しかし、脂質異常症の人は肥満であることが多く、肥満は下肢静脈瘤の危険因子の一つなので、全く関係がないわけではないと思います。

（広川雅之）

Q13 下肢静脈瘤が女性に多いのはなぜですか？

下肢静脈瘤（かしじょうみゃくりゅう）にかかる女性の数は、男性に比べて約3・4倍となっています。つまり、下肢静脈瘤は女性に多く起こる病気です。

下肢静脈瘤が女性に起こりやすい理由は、いくつか考えられます。

第一の理由は、**妊娠・出産**です。

特に妊娠中は、女性ホルモンの影響で静脈が弛緩（しかん）して太くなり、血液の逆流を防ぐ静脈弁がうまく閉じなくなります。また、妊娠後期には胎児を宿している重い子宮が腹部の静脈を圧迫し、血流が滞りやすくなります。そのため、下肢静脈瘤が起こりやすくなるのです。

第二の理由は、**女性は男性に比べて筋肉量が少ないこと**です。

日本人の全身筋肉量の平均値は、標準体型（BMI24・9以下）で男性が22キロ、女性が14キロです。このように女性は筋肉量が少ないため、ふくらはぎの筋ポンプ作用が弱く、下肢の血流が滞りやすくなります。その結果、下肢静脈瘤になる女性が多いのです。

（広川雅之）

Q14 下肢静脈瘤が立ち仕事をしている人に多いのはなぜですか？

下肢静脈瘤（かしじょうみゃくりゅう）は、長時間立ちつづけたり座りつづけたりして足をあまり動かさない人、つまり下肢の静脈に血液がたまりやすい生活を送っている人に起こります。

立ち仕事が多い具体的な職業としては、調理師、美容師・理容師、販売員、スーパーのレジ係、教員などがあげられます。

立っていると、重力で足の血液が心臓に戻りにくくなります。さらに、足を動かさないと、静脈血を心臓に送り返すふくらはぎの筋ポンプ作用が低下し、下肢の静脈に血液が滞って静脈内の圧力が高まります。そのような状態が長く続けば、やがて静脈弁がダメージを受けて壊れます。

その結果、下肢の静脈の血液が逆流して、皮膚に近い静脈（表在静脈）がふくらんで太くなり、下肢静脈瘤が起こります。

長時間立ち仕事をしている人は、下肢静脈瘤を予防するために、こまめに歩いたり、意識して足首を動かしたりすることを心がけてください。

（広川雅之）

Q15 便秘の人は下肢静脈瘤になりやすいですか？

便秘は下肢静脈瘤を悪化させる

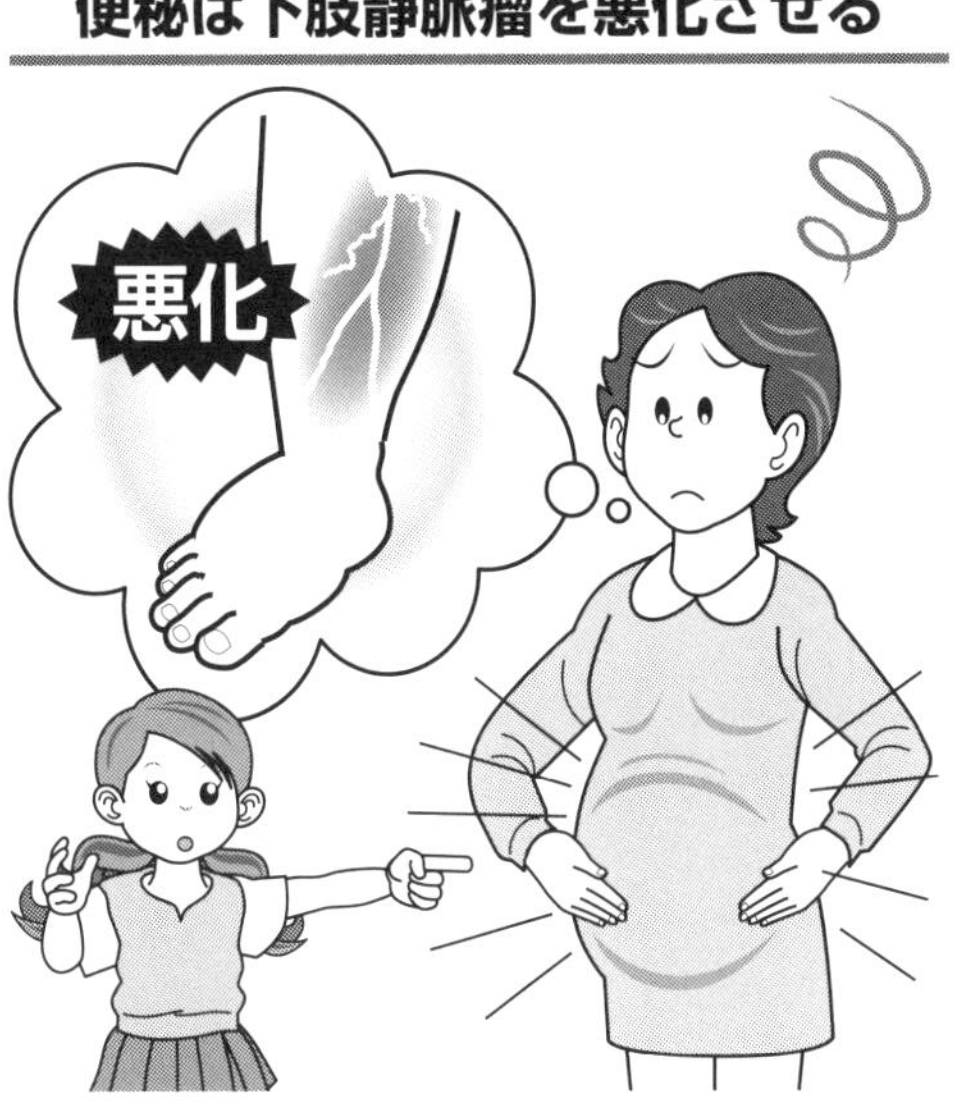

便秘だからといって、下肢静脈瘤になりやすいわけではありません。

しかし、下肢静脈瘤を発症している人は、なるべく便秘にならないように注意してください。便秘になると、たまった便によって大腸がふくらんで腹圧が上昇したり、腹部の静脈が圧迫されたり、排便時に強くいきんで緊張したりします。そのため、下肢静脈瘤が悪化しやすいと考えられています。

下肢静脈瘤の悪化を予防するためにも、便秘にならないことが大切です。食物繊維の多い野菜をとったり、定期的に軽めの運動を行ったりして大腸の働きを促すことを心がけましょう。

（広川雅之）

Q16 太っていると下肢静脈瘤になりやすいですか？

女性では、肥満と下肢静脈瘤の発症に関係があるといわれています。肥満は下肢静脈瘤の危険因子の一つといえるかもしれません。

また、**肥満は下肢静脈瘤を発症していて肥満している人は、男女を問わず、標準体型の人よりも下肢静脈瘤を悪化させる一因となります。下肢静脈瘤が重症化しやすいといわれているのです。**これは、肥満すると脂肪組織にエストロゲン（女性ホルモンの一種）が貯蔵されたり、おなかに蓄積された脂肪によって腹圧が上昇して腹部の静脈が圧迫されたりすることが原因ではないかと考えられています。

下肢静脈瘤の悪化を防ぐためにも、太っている人はダイエットを心がけたほうがいいでしょう。

下肢静脈瘤にかぎらず、肥満は健康によくありません。特定健診（メタボ健診）で肥満と判定された人は、積極的に特定保健指導（生活習慣改善のための支援）を受けるなどして、肥満解消に努めるようにしてください。

（広川雅之）

Q17 男性は下肢静脈瘤が重症化しやすいと聞きました。本当ですか?

下肢静脈瘤(かしじょうみゃくりゅう)は、男性もかなりの人が罹患(りかん)していると推定されています。ただし、男性の場合は、下肢静脈瘤が起こって皮膚にボコボコとしたコブなどが現れても、無頓着な人が多いようです。

スカートをはいて素足を露出させる機会が多い女性とは違い、男性の場合はたいてい足全体を覆い隠すズボンをはいています。そのため、周囲の目を気にする必要がなく、下肢静脈瘤を発症してもさほど深刻にとらえないのでしょう。

もっとも、病気が進行して症状が悪化するのは男性も女性も同じです。足に湿疹(しっしん)や潰瘍(かいよう)ができるほど下肢静脈瘤が悪化すると、さすがに男性も医療機関を受診するようになります。そして、すでに保存的療法(手術以外の治療法)では対処できず、手術が必要になるほど重症化しているケースが多いのです。

ですから、男性は下肢静脈瘤が重症化しやすいというよりも、早期に医療機関を受診しないため重症化する人が多い、といったほうが正しいでしょう。

(広川雅之)

Q18 重症化すると、最悪どんな事態を招きますか？

下肢静脈瘤が重症化しても、足を切断したり、歩けなくなったりするようなことはありません。

下肢静脈瘤が重症化すると、皮膚のバリア機能が壊れて湿疹ができたり、皮下脂肪が炎症によって硬くなる「脂肪皮膚硬化症」が起こったりします。さらに悪化すると皮膚が壊死して潰瘍ができます。専門用語では「うっ滞性潰瘍」と呼ばれ、適切な治療をしないとなかなか治らないため「難治性潰瘍」と呼ばれる場合もあります。

うっ滞性潰瘍は主にくるぶしのあたりに生じ、痛みがあり、滲出液がしみ出て毎日何回も包帯を交換しなければならなくなります。まれに出血することもあります。

患部をきちんと洗浄したり、きれいなガーゼを当てたりしないで、入浴をする、あるいは軟膏を塗り込むと細菌感染が起こります。さらに痛みが増したり、滲出液が多くなったりするので、気をつけなくてはなりません。

湿疹、脂肪皮膚硬化症、うっ滞性潰瘍が生じた場合は、早めに専門の医療機関を受診して適切な治療を受けましょう。

（広川雅之）

Q19 下肢静脈瘤はどの静脈に起こりやすいですか？

ひと口に下肢(かし)の静脈といっても、筋膜の下を通っている「深部静脈」と、皮膚の近くを通っている「表在静脈」に大別されます。

また、表在静脈には「大伏在(だいふくざい)静脈」と「小伏在静脈」があります。大伏在静脈は、足首からふくらはぎ、太ももの内側を通って足のつけ根で深部静脈とつながっています。また小伏在静脈は、足首からふくらはぎの後ろ側を通ってひざ裏で深部静脈とつながっています。

足のつけ根とひざ裏の深部静脈と表在静脈がつながる合流ポイントで静脈のトラブル、すなわち弁不全（血液の逆流を防ぐ静脈弁がうまく働かなくなった状態）が起こると表在静脈に血液の逆流が起こり、下肢静脈瘤(りゅう)が発生します。そして**下肢静脈瘤は主に、表在静脈の大伏在静脈と小伏在静脈に起こります**。

そのほかに、深部静脈と表在静脈がつながる「穿通枝(せんつうし)（交通枝ともいう）」と呼ばれる合流ポイントの弁不全が原因となって下肢静脈瘤が起こる場合もあります。

（広川雅之）

Q20 いくつかのタイプがあるそうですが、特に要注意なのはどれですか？

下肢静脈瘤は、主に皮膚の近くを通っている表在静脈で起こる病気です。表在静脈には太いものから細いものまで大小さまざまあり、どの表在静脈に異常が起こるかによって、下肢静脈瘤は次の４タイプに分類されます。

●伏在型静脈瘤……主に表在静脈の中で最も太い、伏在静脈の静脈弁が壊れることで起こる静脈瘤。太ももからふくらはぎにかけて血管が浮き上がり、広範囲にボコボコとした大きなコブが現れる

●側枝型静脈瘤……伏在静脈から枝分かれした細い静脈に生じる静脈瘤。コブは局所的に現れ、伏在型静脈瘤ほど大きくならない

●網目状静脈瘤……皮膚のすぐ下の細い静脈に現れる静脈瘤。網の目のように見えるのが特徴で、コブ状にはならない

●クモの巣状静脈瘤……皮膚表面の毛細血管が拡張し、赤い糸や青い糸のように見える静脈瘤。さまざまな場所に現れるが、太ももに多く見られる

下肢静脈瘤の４つのタイプ

クモの巣状静脈瘤

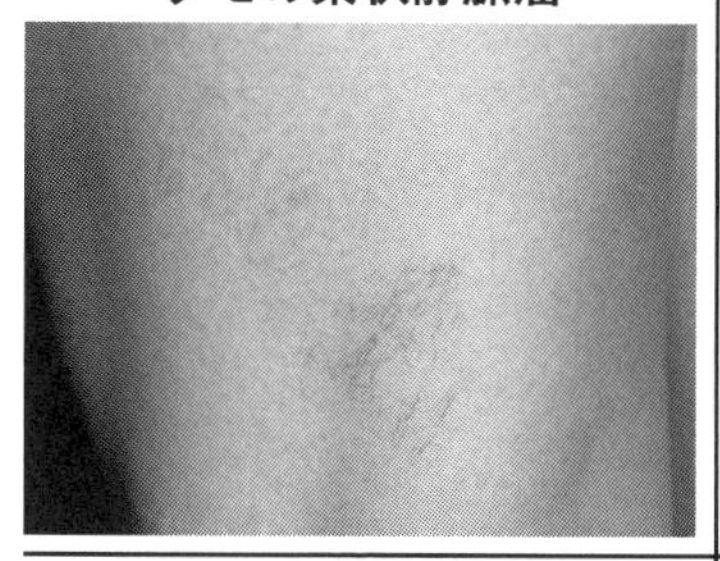

網目状静脈瘤

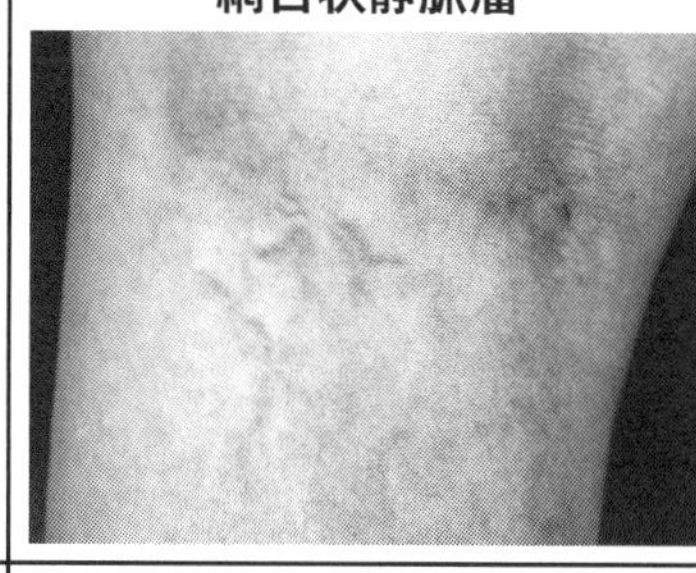

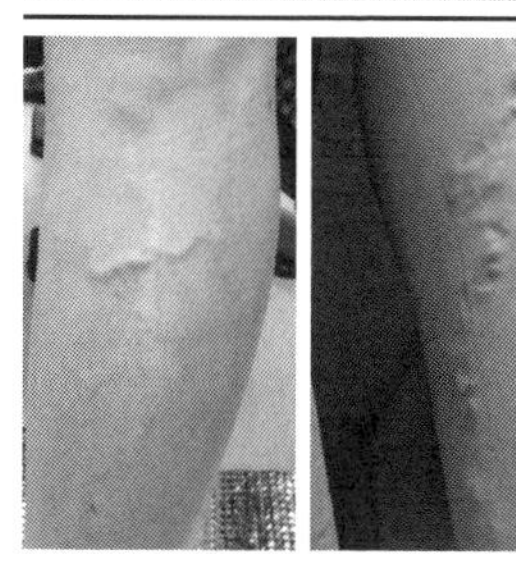

側枝型静脈瘤

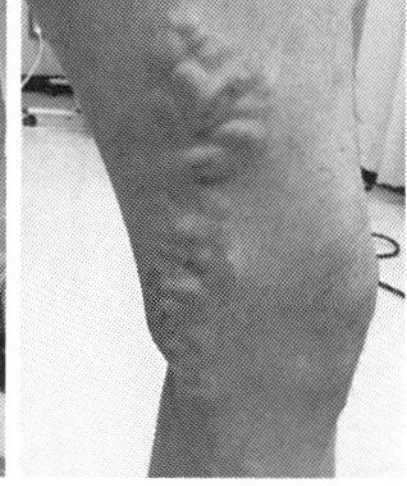

伏在型静脈瘤

４タイプのうち、やっかいなのは太い静脈が浮き出てボコボコになる伏在型静脈瘤です。

伏在型静脈瘤は、見た目が悪いだけでなく、足のむくみやだるさなどの自覚症状や、皮膚の変色、湿疹（しっしん）、潰瘍（かいよう）が現れるので注意しなければなりません。特に、湿疹、潰瘍が現れるほど重症化した場合には、手術を検討することになります。

ほかの3タイプは自覚症状が乏しく重症化の心配もありませんが、見た目が気になるならレーザー治療（Q85参照）などを受けることになります。（重松 宏）

Q21 太い静脈にできる「伏在型静脈瘤」の特徴を教えてください。

伏在型静脈瘤は、皮膚近くの伏在静脈という太い血管（直径4ミリ以上）の静脈弁が壊れて起こるタイプです。太ももの大伏在静脈の弁が壊れる「大伏在静脈瘤」と、ふくらはぎの小伏在静脈の弁が壊れる「小伏在静脈瘤」に分かれ、大伏在静脈瘤が全体の9割を占めます。

大伏在静脈瘤では、足のつけ根から太もも、ふくらはぎの内側にかけてボコボコとした血管の隆起によるコブが現れるのが特徴です。一方、小伏在静脈瘤では、ふくらはぎや足首に同じようなボコボコとしたコブが現れます。

いずれの伏在型静脈瘤も、下肢のむくみやだるさ、足のつりが起こり、重症化するとうっ滞性の湿疹や潰瘍ができて手術が必要になる場合があります。通常、伏在型静脈瘤の治療法は、血管内レーザー治療（Q85参照）が中心になりますが、血管が太い場合や大きく蛇行している場合は、血管を引き抜くストリッピング手術（Q92参照）や、高位結紮術（Q94参照）などの手術を行うことになります。

（重松 宏）

Q22 太い静脈から枝分かれした静脈にできる「側枝型静脈瘤」の特徴を教えてください。

側枝(そくし)型静脈瘤(りゅう)は、伏在(ふくざい)静脈から枝分かれした側枝というやや細い静脈(直径2〜3ミリ)で起こるタイプです。現れるコブは、伏在型静脈瘤ほど大きくならないことが多いものの、異常の起こった側枝が皮膚の近くにあると目立つ場合があります。

起こりやすい部位は、筋膜が薄くなるひざ下です。特に、ひざ下の内側に起こるケースが多く見られます。また、ふくらはぎやむこうずねに起こることもあります。

側枝型静脈瘤は、伏在型静脈瘤に比べてコブができる範囲が狭く、むくみやだるさなどの自覚症状や、湿疹(しっしん)などの皮膚炎が起こることは多くありません。

治療法は、伏在静脈に逆流のある場合は伏在静脈を血管内レーザー治療(Q85参照)で焼灼(しょうしゃく)しますが、多くの場合は側枝のみの拡張で、硬化療法(Q97参照)が行われます。伏在静脈治療後に、ひざ下の静脈分枝に拡張が残る場合は、小さく切開して血管を引き抜くスタブ・アバルジョン法(Q87参照)という手術法が適しています。軽症なら圧迫療法などの保存的療法(手術以外の治療法)で対処できることもあります。

(重松 宏)

Q23 皮膚の表面近くにできる「網目状静脈瘤」の特徴を教えてください。

網目状静脈瘤(りゅう)は、皮膚のすぐ下にある細い静脈(直径1〜2ミリ)に生じるタイプです。静脈が青く網目のように見えるのが特徴で、主にひざの裏側に現れます。細い静脈にできるので、伏在型静脈瘤のようにボコボコとした大きなコブ状にはなりません。また、自覚症状はほとんどなく、湿疹(しっしん)や潰瘍(かいよう)のような皮膚炎が生じることもありません。そのため、周囲の人から指摘されて初めて気づく人が多いようです。

網目状静脈瘤が見つかっても本人が気にしないなら治療の必要はありませんが、美容的に気になる人は、青く見える細い静脈を消す治療を受けることになります。

治療法としては、硬化療法(Q97参照)が行われます。これは、フォーム硬化剤と呼ばれる特殊な薬剤を注入して血管内をふさぐ注射療法です。硬化剤を注入したら、しばらくは弾性ストッキング(Q76〜81参照)を着用しなければなりません。

硬化療法は手軽に受けられる治療法ですが、青く見える細い静脈が消えたあとにシミ(色素沈着)が残ることがあります。

(重松 宏)

Q24 「クモの巣状静脈瘤」は網目状静脈瘤と何が違いますか？

クモの巣状静脈瘤(りゅう)は、皮膚表面の細い毛細血管（直径0・1ミリ程度）が拡張してできるタイプです。赤い糸や青い糸のような血管が、クモの巣のように広がって見えるという特徴があります。網目状静脈瘤を併発するケースもよくあります。

毛細血管の異常で起こる静脈瘤なので、さまざまな部位に現れますが、特に太ももの表側や外側が好発部位です。

自覚症状はなく重症化もしないので、見た目が気にならないのであれば治療を受ける必要はありません。美容的に気になる人は、網目状静脈瘤と同じように通常は硬化療法（Q97参照）で治療することになります。

最近は、皮膚の上からレーザーを照射する治療法（Vビームレーザー治療という）も行われています。これは、赤い色だけに反応する特殊なVビームレーザーを照射する治療法で、赤い毛細血管を簡単に消すことができます。ただし、自費診療になるほか、数回にわたるレーザー照射が必要になります。

（重松 宏）

Q25 深部の静脈がつまって生じる「二次性静脈瘤」は下肢静脈瘤と何が違いますか？

下肢静脈瘤（かしじょうみゃくりゅう）は、皮膚の近くを通る表在静脈の異常によって起こる「一次性静脈瘤」と、ほかの血管の異常が原因で起こる「二次性静脈瘤」に大別されます。通常、下肢静脈瘤といえば一次性静脈瘤ですが、二次性静脈瘤の場合もあります。

二次性静脈瘤は、具体的にいうと、がんの病巣が大きくなって骨盤内の静脈が圧迫されたり、外傷によって動脈と静脈に異常なつながりができたり、骨近くを通る深部静脈がつまったりすることで起こります。このうち、**下肢静脈瘤の原因として多いのは、骨盤や股関節（こかんせつ）、ひざ関節などに起こる深部静脈のつまりである「深部静脈血栓症」**です。特に、それらの部位の手術を受けたあとに多く見られます。

深部静脈血栓症を発症すると、片足がひどくむくむほか、深部静脈を流れる大量の血液が表在静脈に流れ込むため、太くなった血管が皮膚の表面に浮き出るようになります。手術を受けてまもないタイミングで下肢静脈瘤が起こったら、深部静脈血栓症による二次性静脈瘤を疑ったほうがいいでしょう。

（重松 宏）

Q26 子供に起こる「先天性下肢静脈瘤」について、くわしく教えてください。

下肢静脈瘤は、静脈血の逆流を防ぐ静脈弁の異常によって起こる病気です。静脈弁の異常は、加齢による老化などで起こることが多いのですが、まれに生まれつき静脈弁がなかったり、少なかったりする人もいます。このように、生まれつきの静脈弁の異常によって起こる場合を「先天性下肢静脈瘤」といいます。

通常、下肢静脈瘤のほとんどは大人になってから発症しますが、先天性下肢静脈瘤は子供のころから発症するという特徴があります。

先天性下肢静脈瘤の多くは、国から難病に指定されている「クリッペル・トレノネー・ウェーバー症候群」という脈管奇形に伴って起こります。この病気の人は、ピンクや茶色のアザができたり、左右の足の長さに差が生じたりするので、そうした所見があって静脈瘤ができた場合は、先天性下肢静脈瘤が疑われるでしょう。

なお、先天性下肢静脈瘤は手術が適さないケースが多く、基本的には弾性ストッキング（Q76～81参照）を着用して経過観察することになります。

（重松 宏）

Q27 下肢静脈瘤が自然に治ることはありますか？

下肢静脈瘤(かしじょうみゃくりゅう)は自然に治ることはありません。下肢静脈瘤は血液の逆流を防ぐ静脈弁が壊れて起こるので、いったん発症すると自然に治ることはなく、ほうっておくと徐々に悪くなっていきます。

しかし、ほとんど（8～9割）の人は軽症～中等症なので、治療は必要ないか、運動や下肢のマッサージなどのセルフケア（第4章・第7章参照）を行うことで症状は改善できます。もちろん自然に治るわけではありませんが、手術などの治療に頼らず克服することが可能なのです。

唯一、妊娠中に発症した下肢静脈瘤は、出産後半年ぐらいで自然に治ったり、ほとんど目立たなくなったりします。妊娠中は、女性ホルモンの分泌(ぶんぴつ)量が増えて静脈が太くなり、静脈弁の開閉がうまくいかなくなります。ところが出産後には、女性ホルモンの分泌が正常化して静脈弁の働きが回復することがあるのです。

ただし、外見上よくなっても、弁不全（静脈弁がうまく働かなくなった状態）が残っていて、数年後に再び下肢静脈瘤が目立つようになる場合もあります。

（広川雅之）

第2章

症状・病気の進行についての疑問17

Q28 下肢静脈瘤の発症で起こる症状はなんですか？

下肢静脈瘤は命にかかわる病気ではありませんが、さまざまな自覚症状や見た目の異常が現れます。主な症状を紹介しましょう。

●**むくみ**……下肢の静脈血が心臓に戻りにくくなると毛細血管の内圧が高まり、血液中からしみ出た水分が脂肪組織にたまって、主に片足にむくみが生じる。足のむくみは、長時間立ちつづけたとき、夕方や夜に現れやすい。

●**だるさ・重苦しさ**……主に片足のふくらはぎに疲れがたまり、だるさや重苦しさを感じる。午前中に起こることは少なく、むくみと同様に夕方や夜に起こりやすい。

●**こむら返り**……突然、ふくらはぎの筋肉が硬直してけいれんし、激痛を伴う。下肢静脈瘤の初期に多発し、時間帯としては明け方に起こりやすい。

●**痛み**……長時間立ちっぱなしのあと、あるいは長時間座りっぱなしのあと、下肢がピリピリ、チクチクと痛む。動作時に痛むことはない。

ほかにも自覚症状として、ほてり、むずがゆさが現れることがあります。

なお、ふくらはぎなどの下肢のむくみやだるさは、深部静脈血栓症、腎臓病・肝臓病・心臓病などの内科的な病気、甲状腺機能低下症などの内分泌系の病気でも現れますが、一般にひざ下だけに現れる場合は下肢静脈瘤が疑われます。

●見た目の異常……皮膚の表面に青色や赤色の血管が浮き出たり、ボコボコとしたコブができたり、皮膚が変色（色素沈着）したりする。

自覚症状に加えて、こうした見た目の異常が現れたら、下肢静脈瘤であることがほぼ確定します。

さらに、**下肢静脈瘤が進行すると、静脈血の流れが滞って皮膚組織に酸素や栄養が十分に行き渡らなくなるため、足の傷が治りにくくなって湿疹・潰瘍などのうっ滞性皮膚炎を生じるようになります。**

実際のところ、湿疹・潰瘍を生じるほど重症化するケースはさほど多くはありません。とはいえ、自覚症状や見た目の異常を察知したら、速やかに医療機関を受診して、適切な治療を受けることが肝心です。

（森田一郎）

下肢静脈瘤の主な症状

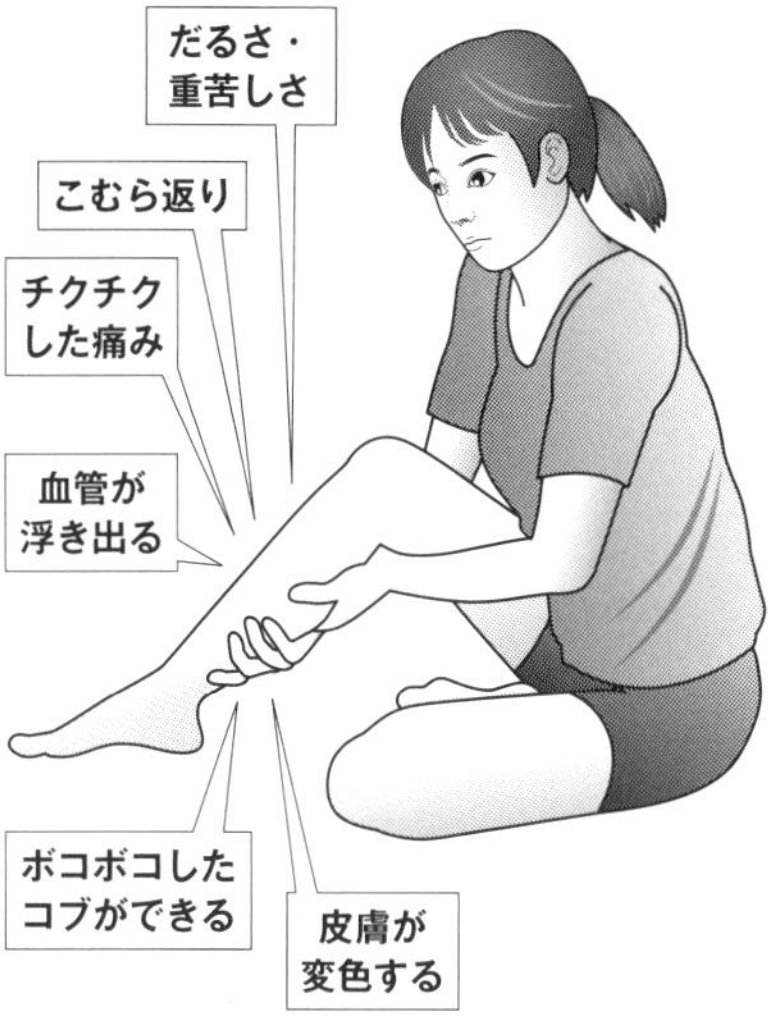

Q29 血管が浮き出ない「隠れ下肢静脈瘤」があると聞きました。本当ですか？

下肢静脈瘤になると、たいてい下肢に太い血管が浮き出たり、ボコボコとしたコブが現れたりしますが、中にはこうした異常が現れない人もいます。

むくみや重だるさなど下肢静脈瘤の特徴的な自覚症状はあるのに、見た目の異常がわからない場合を「隠れ下肢静脈瘤」といいます。

とりわけ、隠れ下肢静脈瘤が多いのは、皮下脂肪の厚い肥満の人です。皮下脂肪が厚いと、皮膚の表面に静脈の異常が現れにくいことがあります。

もし、浮き出た血管やコブが見えなくても、下肢にむくみ、だるさがある人は、太ももやふくらはぎをていねいにさわってみてください。そこにボコボコとした感触があれば、下肢静脈瘤の疑いがあります。

隠れ下肢静脈瘤は見た目が気にならないため、放置されることも多いのですが、知らないうちに重症化するおそれがあるので要注意です。心当たりのある人は、速やかに医療機関でエコー検査などを受け、診断を確定させてください。

（森田一郎）

Q30 下肢静脈瘤を自分で見つける方法はありますか？

下肢静脈瘤を発症すると、いくつかの典型的な自覚症状や見た目の異常が現れるので、丹念に観察すれば自分で見つけることができます。

もしやと思うなら、50ページの「下肢静脈瘤セルフチェックシート」で自己診断してみてください。このセルフチェックシートには、下肢静脈瘤の特徴をまんべんなくまとめています。該当する項目があったらチェックしましょう。チェックした項目の数が4個以上なら、下肢静脈瘤が強く疑われます。

4個以上のチェック項目を自己診断の目安としているのは、ほかの病気でも似たような症状、見た目の異常が現れることがあるからです。

例えば、足の重だるさは、腰部脊柱管狭窄症（背骨の神経の通り道である脊柱管が狭くなる病気）や閉塞性動脈硬化症（足の動脈硬化が進んで血流が悪くなる病気）でも起こります。また、足のこむら返りや、湿疹などの皮膚症状は、糖尿病の重大な合併症である神経障害で起こることがあります。

そのため、複数のチェック項目から、下肢静脈瘤の症状なのかどうかを調べる必要

下肢静脈瘤セルフチェックシート

以下の項目のうち、自分に当てはまると思うものにチェック印（✓）をつけてください。

□	足が重だるく、歩くとすぐに疲れる
□	立っていると足がむくむ
□	寝ているときや朝方によく足がつる
□	ふくらはぎなどがほてる（熱く感じる）ことがある
□	下肢に湿疹やかゆみがある
□	下肢にクモの巣のような細い血管が見える
□	下肢の血管が浮き出てボコボコしている
□	下肢の皮膚の一部が茶褐色に変色している
□	下肢にできた傷の治りが遅い

※チェック印のついた項目が４個以上なら、下肢静脈瘤の可能性が高い

があります。

なお、このセルフチェックシートは、あくまで自己診断の目安にすぎません。下肢静脈瘤が疑われると判定された人は、血管外科などの医師の診察を受けてください。

該当する項目が4個未満の場合でも、症状が気になる人は医療機関を受診したほうがいいでしょう。

（森田一郎）

Q31 下肢静脈瘤で血管が浮き出るのはなぜですか？

私たちの体には、血液を心臓に送り返す「静脈環流」というしくみが備わっています。その重要な役割を担っているのが、血液の逆流を防ぐ静脈弁です。

しかし、静脈弁が壊れると静脈環流がうまくいかなくなり、皮膚近くを通る表在静脈の血流が滞るようになります。その結果、表在静脈やそこから枝分かれした血管に血液がたまって太くなり、皮膚表面に浮き出たり、コブができたりするのです。

（森田一郎）

Q32 下肢静脈瘤でこむら返りが起こるのはなぜですか？

こむら返りの重大原因は、ふくらはぎの筋肉疲労です。下肢（かし）静脈瘤（りゅう）になると血流が滞り、ふくらはぎの筋肉が疲れやすくなり、疲れた筋肉に持続的に現れる異常脊髄（せきずい）反射（けいれん）によって、こむら返りが起こるのではないかと考えられます。

下肢静脈瘤でこむら返りが起こるのは初期のころです。病気が進行するにつれて、こむら返りはしだいに起こらなくなります。

（森田一郎）

Q33 ふくらはぎが激しく痛みます。下肢静脈瘤ですか？

足の痛みは、下肢静脈瘤の典型的な症状の一つです。しかし、下肢静脈瘤で現れる痛みは、基本的にピリピリ、チクチクとした比較的軽い症状であり、耐えがたいほど強い痛みが現れることはほとんどありません。

例外として、まれに下肢静脈瘤の中に血栓（血液の塊）がつまって赤く腫れ、激しく痛むことがあります。この合併症を「血栓性静脈炎」といいます。

血栓性静脈炎が起こったら患部を冷やしたり弾性包帯を巻いたりして安静を心がけるとともに、血液をサラサラにする抗凝固薬（Xa因子阻害薬など）を服用することになります。こうした治療で炎症は5～10日で治まり、痛みもしだいに軽減します。

静脈瘤につまった血栓は、しばらくシコリとなって残りますが、半年から1年くらいかけて徐々に吸収されて消えます。

血栓性静脈炎の再発を予防するためには、ふだんから足を積極的に動かしたり、下肢をマッサージしたり、水分をしっかり補ったりすることが大切です。

（森田一郎）

Q34 下肢静脈瘤で「下肢のむくみ」が起こるのはなぜですか？

そもそも、足先まで到達して心臓へ戻る血液は重力の作用を強く受けます。そのうえ、静脈弁が壊れて静脈血の流れが滞ると、血管の内圧が高くなって血液中の水分が毛細血管の外へ大量にしみ出て皮膚の下の脂肪組織にたまるようになります。

これが、下肢（かし）静脈瘤（りゅう）で下肢にむくみが起こるしくみです。ちなみに、下肢静脈瘤によるむくみは、リンパ液の流れに影響しません。

下肢のむくみは、腎（じん）不全、心不全、肝硬変、甲状腺疾患（せんしっかん）、貧血などが原因で起こることもあります。下肢静脈瘤によるむくみは、たいてい片足に現れます。両足や手、顔もむくんでいる場合には、下肢静脈瘤以外の病気に原因があると考えたほうがいいでしょう。

また、下肢のむくみは、非ステロイド性消炎鎮痛薬（NSAIDs（エヌセイズ））、カルシウム拮抗（きっこう）薬、生薬の甘草（かんぞう）が含まれる漢方薬の副作用として現れたり、子宮がんなどの骨盤内がんの手術でリンパ節を切除したあとに起こったりすることもあります。

（森田一郎）

Q35 下肢のむくみの原因が下肢静脈瘤か否かを自分で見分けることはできますか？

下肢のむくみの原因は、医療機関で各種検査を受けなければ確定できません。とはいえ、下肢静脈瘤によるむくみかどうかは、ある程度、自分で見分けることができます。そのチェックポイントは左ページに示したとおり。いずれも、下肢静脈瘤の患者さんに見られる典型的な所見です。

下肢静脈瘤によるむくみは、たいてい片足だけに現れ、足首にはあまり現れません。まれに両足ともむくむことがありますが、その場合はむくみ具合に左右差があります。加えて、太ももやひざ裏、ふくらはぎに浮いた血管やコブがあれば、下肢静脈瘤によるむくみと考えていいでしょう。ほかにも夕方や夜に靴がきつくなる、足の皮膚が変色（色素沈着）する、早朝にむくんだ足がつる、といったことも判断材料になります。

また、**指先ですねを5～10秒間強く押してから離すこともも有効なチェック法**です。下肢静脈瘤で足がむくんでいる場合は、指先で強く押したすねの部分がしばらくへこんだままになります。

（森田一郎）

下肢静脈瘤による下肢のむくみのチェックポイント

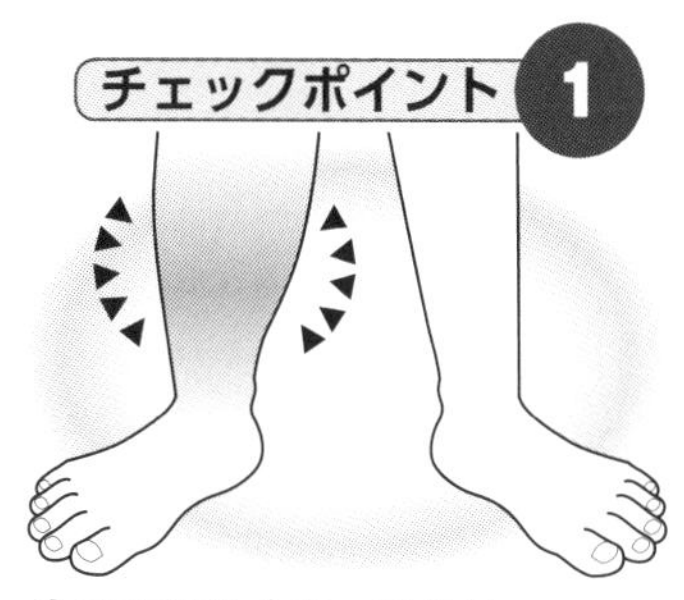

片足だけむくむ。または、
両足がむくんで左右差がある

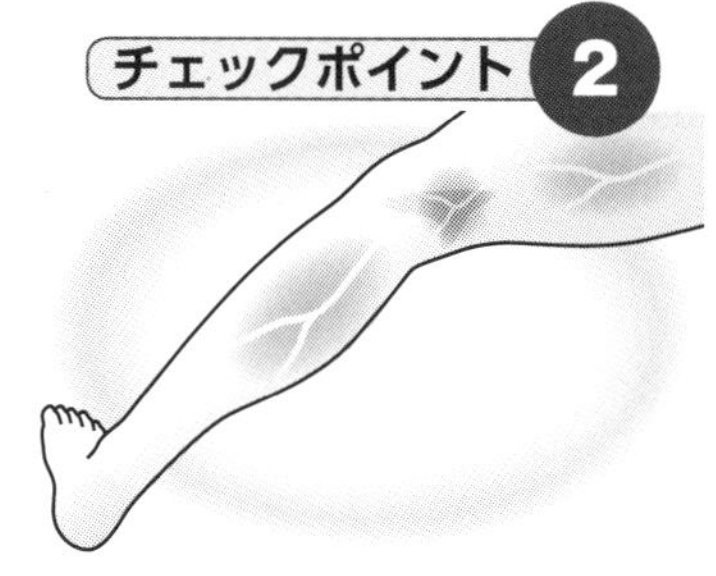

太ももやひざ裏、ふくらはぎに
浮いた血管やコブがある

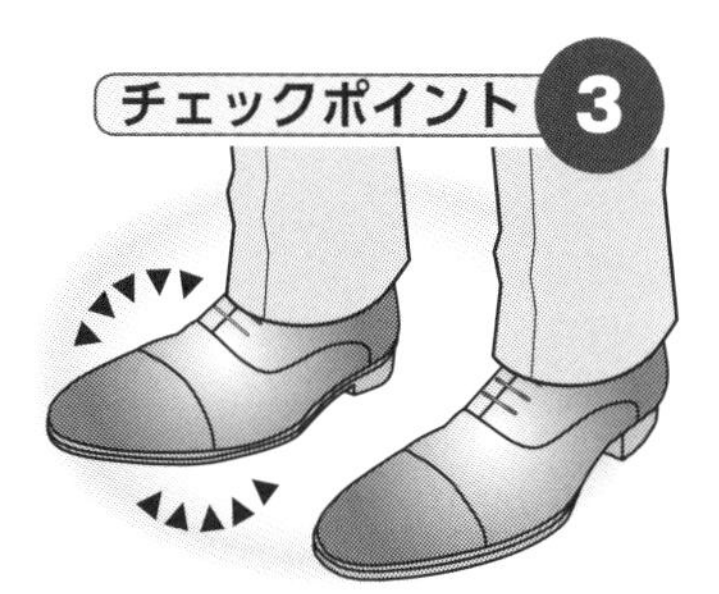

夕方になると、履いている靴
がきつくなる

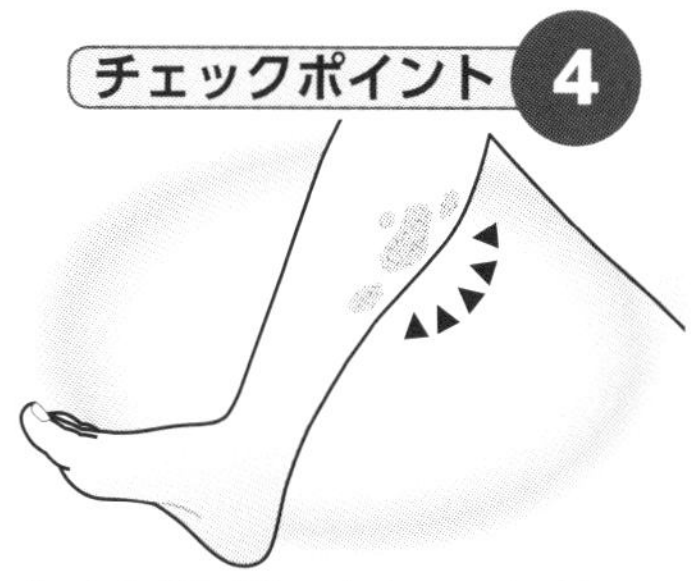

むくんだ下肢の皮膚の一部が
変色（色素沈着）している

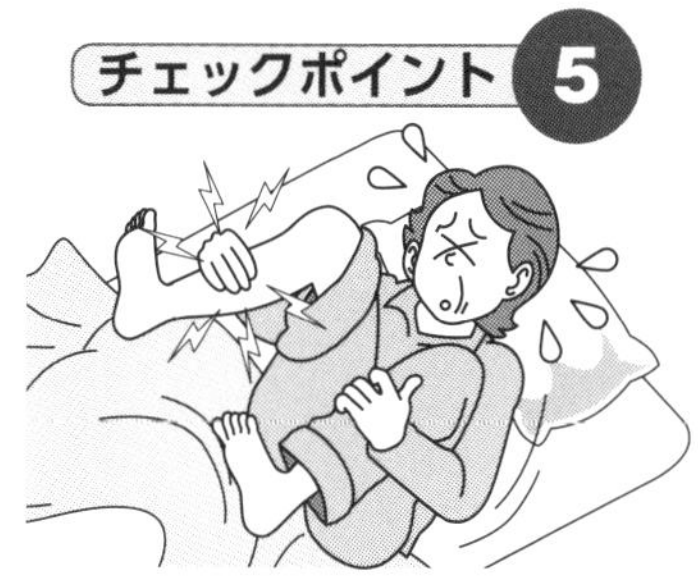

早朝、ふくらはぎなどがつって、
目が覚めることがある

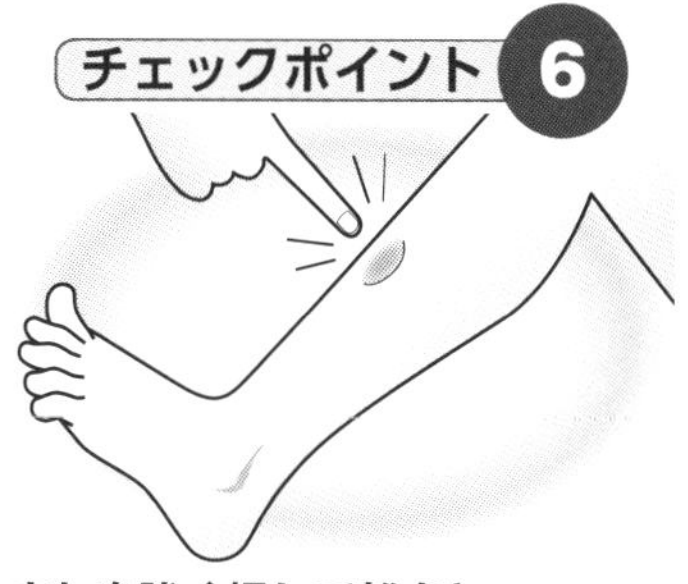

すねを強く押して離すと、
へこんだままになる

Q36 ふくらはぎだけでなく太ももも むくんでいます。下肢静脈瘤ですか？

下肢静脈瘤でむくむのは、主にふくらはぎ、すね、足首、足の甲です。下肢静脈瘤が原因で太ももがむくむことはあまり多くありません。

太ももにむくみがあって、55ページのチェックポイントに当てはまる場合は、二次性静脈瘤（表在静脈以外の血管がつまって起こる静脈瘤）の可能性が高いでしょう。特に、二次性静脈瘤の原因として多いのは「深部静脈血栓症」です。

深部静脈血栓症は、鼠径部（足のつけ根の部分）を通る静脈がつまって起こることが多く、そうなると太ももから、ふくらはぎ、すね、足首、足の甲、足先まで下肢全体がひどくむくみます。鼠径部に痛みがあり、下肢全体がむくんでいる場合は、深部静脈血栓症の疑いがあると考えられるでしょう。

なお、下肢静脈瘤のほか、リンパ浮腫にかかった場合も下肢全体がむくみます。

下肢全体がむくんだら必ず医療機関を受診してください。最近は、むくみ外来を開設している医療機関が増えており、専門的な検査・治療を受けられます。（森田一郎）

Q37 歩いているときに下肢に重だるさや疲れを感じます。下肢静脈瘤ですか？

下肢静脈瘤で足に重だるさや疲れが現れるのは、長時間立っていたり、長時間座っていたりしたときです。ふつうに歩いただけなら、そうした症状は現れません。

歩いているときに現れる足の重だるさや疲れは「間欠性跛行」といって、足を通っている動脈の血流が滞ったり、腰椎（背骨の腰の部分）の脊柱管が狭くなって神経が圧迫されたりしたときに起こります。具体的な病名でいうと、前者は「閉塞性動脈硬化症」、後者は「腰部脊柱管狭窄症」です。間欠性跛行とは、一定以上の距離を歩くと足に重だるさや疲れが現れて歩行困難に陥り、数分休むと再び歩けるようになることです。

閉塞性動脈硬化症と腰部脊柱管狭窄症は、どちらも間欠性跛行のほか、足の痛み、しびれ、冷感など共通の症状があります。しかし、この二つは全く違う病気ですが、足部での脈の触れや、腰を曲げると症状が軽くなることをチェックすることで鑑別は可能です。ただし、適切な治療を行うにはレントゲン、ＭＲＩ（磁気共鳴断層撮影）、血液脈波検査、超音波検査などを受け、原因を見極めることが重要です。

（森田一郎）

Q38 下肢静脈瘤と間違えやすい病気はありますか？

下肢静脈瘤の特徴的な自覚症状である足のむくみ、重だるさ、痛み、しびれ、あるいは浮き出た血管やコブなどは、ほかの病気でも起こることがあります。

下肢静脈瘤と混同しやすい病気をいくつか説明しましょう。

まず、**最も間違えやすいのは、リンパ液を運ぶリンパ管の異常によって足がむくむ病気**です。

とりわけ、リンパ管が閉塞してリンパ液の流れが滞る「リンパ浮腫」は足が太くなるだけでなく、下肢静脈瘤に合併することもあるので、とても紛らわしいといえます。ただし、リンパ浮腫の場合は、下肢静脈瘤とは比較にならないくらい足がむくんで巨大化し特徴的な皮膚変化も生じるので、注意深く観察すれば違いはわかります。

同じくリンパ管の病気に「リンパ管炎」があります。リンパ管炎も足がむくむほか、発熱や痛みが発生するなど下肢の静脈に生じる静脈炎に似た症状が起こります。

ほかにも、**腎不全、心不全、肝硬変、甲状腺疾患、リウマチ、膠原病、がんなどが原因で足がむくむことがあります。**

次に間違えやすいのは、足に重だるさ、痛み、しびれが現れる病気です。足の血流が悪くなる「**閉塞性動脈硬化症**」や、腰椎（背骨の腰の部分）で神経が圧迫される「**腰部脊柱管狭窄症**」でも、そうした症状が起こります。先にあげた足がむくむ病気と、この二つの病気のどちらかを合併すると下肢静脈瘤の症状にかなり近くなるので、混同しないように注意しなければなりません。

さらに、**見た目の異常でも間違いやすい病気**がいくつかあります。

一つめは、皮膚の末梢血管の血流が悪くなる「**リベド血管炎**」。血管が盛り上がることはないものの、網目状の紅斑（皮膚表面の発赤）が現れます。また、下肢静脈瘤と同じように悪化すると潰瘍が生じることがあります。

二つめは、下肢に筋萎縮が生じる「**下腿筋膜ヘルニア**」。これは外傷などが原因で足の筋膜が弱くなり、内側がコブ状に張り出す病気です。コブの現れ方によっては、下肢静脈瘤に似た状態になることがあります。

足の症状や見た目の異常が、下肢静脈瘤によるものなのか、ほかの病気によるものなのかを知りたければ、超音波検査（Q54参照）で下肢の静脈の状態を調べることをおすすめします。超音波検査で下肢の静脈に異常が見当たらなければ、下肢静脈瘤ではなく、ほかの病気が疑われるでしょう。

（重松 宏）

Q39 下肢静脈瘤が重症化すると足の切断につながると聞きましたが、本当ですか？

結論からいうと、下肢静脈瘤が重症化して潰瘍ができても、足を切断するようなことにはなりません。というのも、下肢の静脈がうっ血しただけでは足の壊疽（体の組織が死んだ状態になること）には至らないからです。

足の壊疽は、たいてい糖尿病の合併症の一つである「糖尿病足病変」によって起こります。糖尿病の患者さんは、足の末梢動脈硬化が進んでいるうえ、傷が治りにくいので細菌や真菌（カビ）に感染すると潰瘍が起こりやすくなります。しかも、糖尿病を発症すると神経障害で足の感覚が鈍くなるため、無自覚のうちに壊疽になるまで潰瘍が悪化することが珍しくありません。治癒が見込めないほど壊疽が広範囲にわたると命に危険があるため、やむを得ず足を切断しなければならないのです。

注意すべきなのは、下肢静脈瘤と糖尿病を合併している人でしょう。足に生じた潰瘍の原因が下肢静脈瘤ではなく糖尿病足病変だと壊疽になるおそれがあります。糖尿病の人は、血糖値を正常範囲内にコントロールすることが大切です。

（重松 宏）

Q40 下肢静脈瘤が原因で脳梗塞や心筋梗塞を引き起こすようなことはありませんか？

下肢静脈瘤（かしじょうみゃくりゅう）は、皮膚近くを通っている表在静脈にうっ血が起こる静脈の病気であり、動脈硬化で起こる脳梗塞（のうこうそく）や心筋梗塞の直接の原因にはなりません。

ただし、下肢静脈瘤の人は、体表面の深くを通る深部静脈に血栓（血液の塊）ができる深部静脈血栓症が起こりやすいと報告されています。 深部静脈血栓症になると、血栓が血流に乗ってほかの部位に直接移動し、血管をつまらせる可能性があります。

特に起こりやすいのは、血栓が肺に入り込む「肺血栓塞栓症（はいけっせんそくせんしょう）」です。小指大の血栓が肺動脈につまると即死につながります。ちなみに、深部静脈にできた血栓が肺動脈につまる病気を「エコノミークラス症候群」（Q108参照）といいます。

また、深部静脈血栓症による二次性静脈瘤の場合も、深部静脈にできた血栓が肺に直接移動して命を脅かすこともありえます。深部静脈の血栓が心血管をつまらせることはないのですが、心臓内の心房や心室の中隔欠損を通して動脈に入り込んで脳血管をつまらせることがあるので要注意です（専門的には奇異性脳梗塞という）。（重松 宏）

Q41 下肢静脈瘤はどのように進行しますか？

下肢静脈瘤（かしじょうみゃくりゅう）は少しずつ進行する病気です。

初めのうちは、皮膚表面に近い毛細血管が見えるだけですが、やがて太い血管が浮き出たり、コブのような浮腫（ふしゅ）（むくみ）が現れたりして、重症になると皮膚の変色や硬化、湿疹（しっしん）、潰瘍（かいよう）といった病変が生じるようになります。

その進行度は、63ページの表ようにC1（第1段階）からC6（第6段階）の六つに分けられます。このうち、C1は軽症、C2～3は中等症、C4～6は重症に分類されます。下肢静脈瘤の患者さんの分類として最も割合が大きいのは中等症で、全体の8割以上を占めるといわれています。

C1のうちは無症状なので、見た目が気にならなければ基本的に治療の必要はありません。通常、治療がすすめられるのは、むくみ、重だるさ、痛み、しびれ、こむら返りなどの自覚症状が起こりはじめ、見た目の異常が顕著になるC2に進行してからです。重症に至る患者さんの割合は多くありませんが、中等症の段階で適切な治療を受けることが重要といえるでしょう。

また、下肢静脈瘤が進行しても、外科治療（硬化療法、血管内治療、手術）によって、ある程度はもとのきれいな足に回復することが期待できます。

（重松 宏）

下肢静脈瘤の進行度

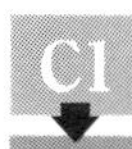

皮膚表面に近い毛細血管などの静脈瘤。
クモの巣状静脈瘤など

静脈の太さが直径3ミリ以上にふくらんで目立ってきた状態

静脈のふくらみに加え、浮腫（むくみ）がひどくなった状態

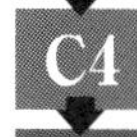

皮膚の変色や湿疹が現れる。
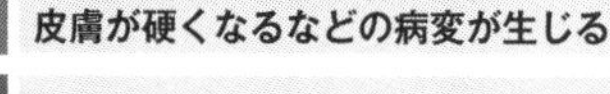
皮膚が硬くなるなどの病変が生じる

C5

C6の状態（潰瘍）から回復した治療後の状態

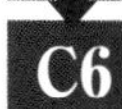

潰瘍ができて皮膚のただれや欠損が起こった状態

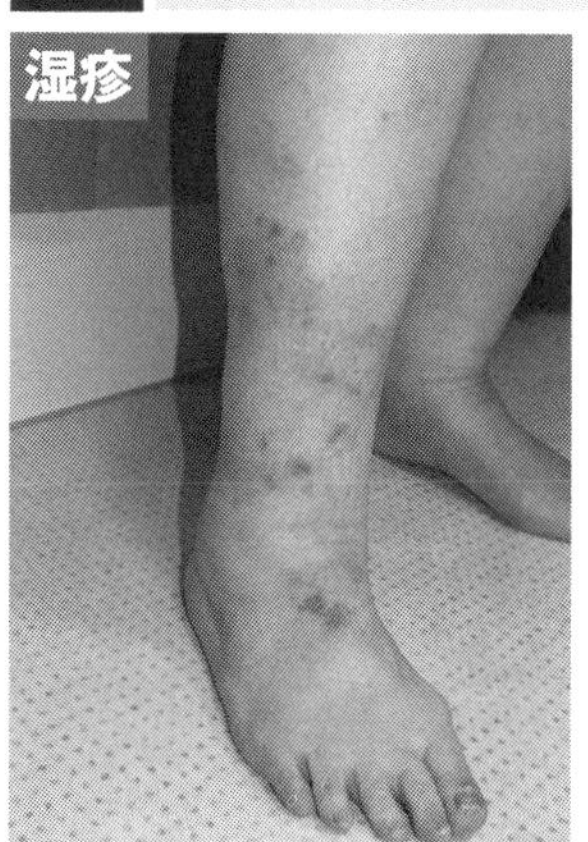

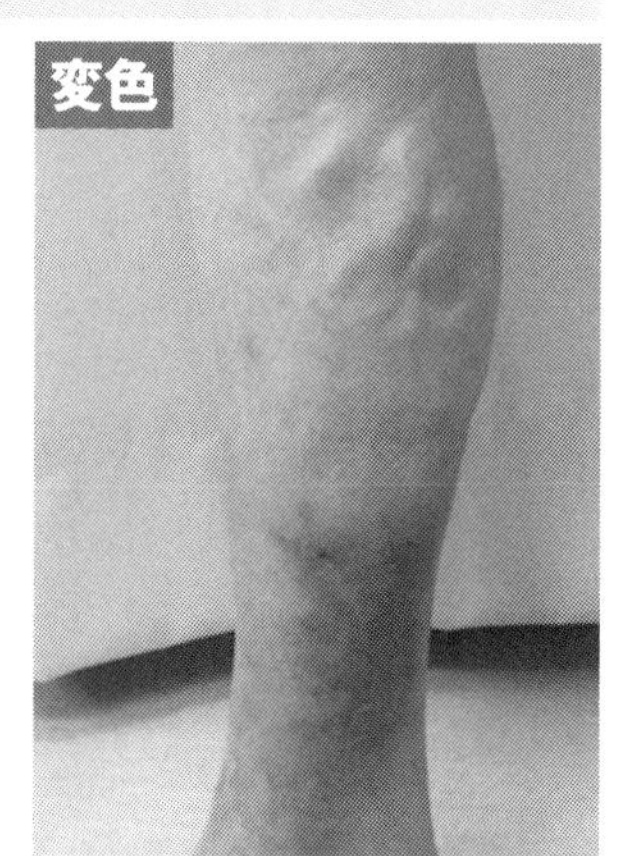

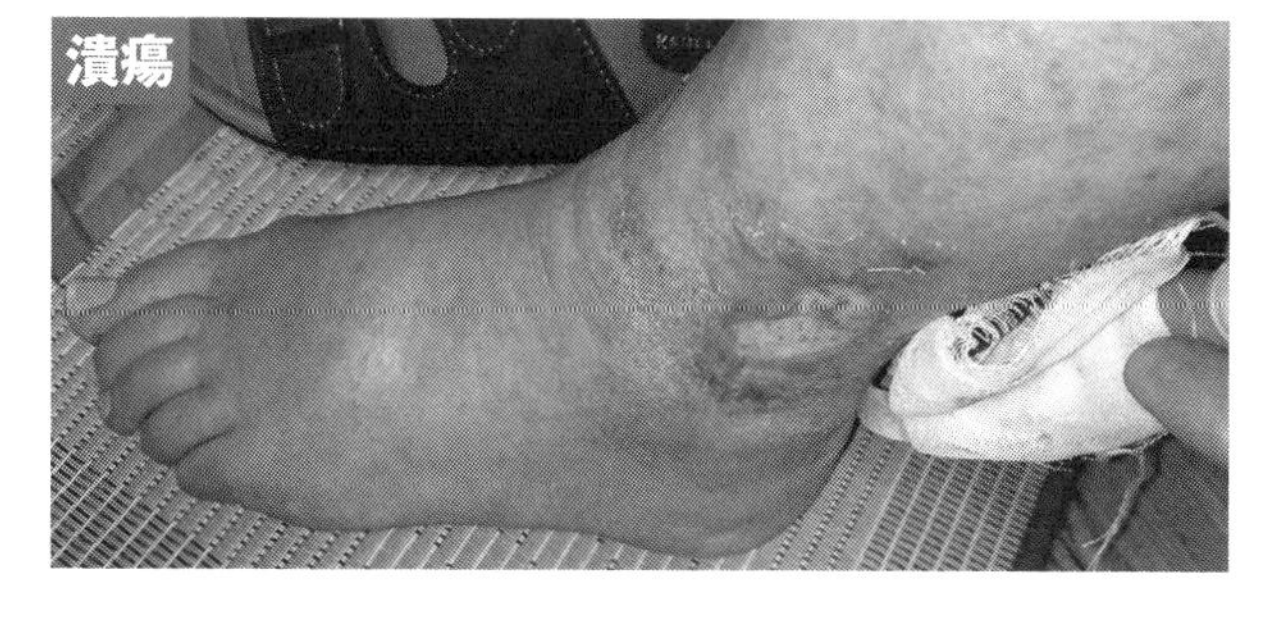

Q42 下肢静脈瘤の治療が必要になるのは、どの段階からですか？

下肢静脈瘤をはじめ、慢性的な静脈の病気を「慢性静脈不全症」と呼びます。この病気の状態は、CEAP分類（重症度、原因、解剖、病態に応じた分類）で表されます。重症度は6段階に分かれ（Q41参照）、このうち**静脈の太さが直径3ミリ以上にふくらみ目立ってくるC2（いわゆる静脈瘤）以上が、一般的に治療の対象となります。**

静脈瘤では静脈血の逆流を生じていることが多く、むくみがひどくなるとC3（浮腫）となります。血液のうっ滞が強く長期間に及ぶと、C4〜6（湿疹や潰瘍）に進むおそれがあるため、できればC2の段階で下肢のケアをすることが肝心です。

下肢静脈瘤は良性の病気ですが、ゆっくりと悪くなり、さまざまな症状に悩むことになります。足のむくみや重だるさなどの自覚症状を感じたら受診してください。

治療は、軽症の場合は弾性ストッキングを着用する圧迫療法や生活指導（運動やマッサージ）がなされますが、症状の強い場合はレーザーや高周波などの血管内焼灼術、最近は接着剤による閉塞療法、硬化療法などが行われます。

（佐戸川弘之）

Q43 最も軽症の「C1」はどんな状態ですか？放置してもかまいませんか？

直径1ミリ未満の毛細血管からなるクモの巣状静脈瘤や、3ミリ未満の青筋として目立つ網目状静脈瘤を呈するものが「C1」です。これらの細かな静脈瘤が生じる原因には遺伝、ホルモン異常、職業、肥満などが考えられています。**静脈が目立つだけで病的な逆流がない場合、見た目が気にならなければ治療の必要はありません。**しかし病的な逆流が起こっている場合もあるので、できれば病院での検査をおすすめします。

治療としては、硬化療法と皮膚レーザー照射療法があります。硬化療法は刺激性薬剤を目立つ静脈内に注射し、炎症を生じさせて閉塞させ、目立たなくします。皮膚レーザー照射療法は装置が高額で自由診療のことが多く、行う施設が限られています。

長時間立ちっぱなしや座りっぱなしの人は、下肢の静脈圧が高い時間が長くなり血液が滞ります。そのような人は、**かかとの上げ下げなどの運動を行いましょう。**すると筋肉の動きにより下肢の血液が押し出され、静脈の圧が下がります。さらに足を上げた状態で休んだり、上方へマッサージしたりすることも有効です。

（佐戸川弘之）

Q44 最も重症の「C6」になると手術が必要ですか？手術すれば治りますか？

下肢静脈瘤の進行度のうち最も重いC6（静脈性潰瘍）になると、皮膚に潰瘍を生じます。ただし、ここまで悪化する割合は、静脈瘤の3〜5％程度です。潰瘍ができた場合、以前は長期入院による安静や植皮手術が行われていました。しかし現在は、第一選択として圧迫療法が多く行われています。具体的にはシャワーなどで温浴して患部を洗浄し、ワセリン軟膏などを塗りシートでカバー。さらに、弾性着衣（弾性ストッキングなど）や弾性包帯を巻いて圧迫し、毎日処置を続けます。圧迫療法が有効であれば、時間はかかりますが、65〜80％の例で潰瘍は治ります。

しかし、潰瘍は一度治っても静脈の血流が悪い部分がそのままであれば、再発してしまう例が多く見られます。原因の多くは、下肢静脈瘤などを生じる逆流病変であり、簡単な逆流は血管内焼灼術などの手術で治療することができます。一方、深部静脈血栓症（エコノミークラス症候群）の後遺症などが原因の場合もあり、治療に苦労する例もあります。

（佐戸川弘之）

第3章

診察・検査・診断についての疑問 15

Q45 下肢静脈瘤の診察はどの診療科で行っていますか？

下肢静脈瘤は血管に起こる病気なので、診療科は「血管外科」になります。血管外科は総合病院や大学病院に設置されているほか、専門のクリニックも増えています。近くに血管外科がなければ、一般の外科や心臓血管外科を受診します。その場合は、下肢静脈瘤の検査・治療に対応しているかどうかを事前に問い合わせるといいでしょう。最近では、そうした診療科のほかに、一部の皮膚科、形成外科、美容外科でも下肢静脈瘤の診察・治療を行うケースが増えています。というのも、２０１１年に波長９８０ナノメートル（ナノメートルは10億分の１メートル）の血管内レーザー治療、２０１４年に波長１４７０ナノメートルの血管内レーザー治療と高周波（ラジオ波）治療がそれぞれ健康保険の適用になり、多くの医療機関が下肢静脈瘤の治療を積極的に行うようになったからです。

血管内治療の普及により、以前に比べて下肢静脈瘤の治療を受けやすくなったことは、患者さんにとって朗報でしょう。しかし、診療科によっては下肢静脈瘤治療の経験が浅い医師が行っている場合もあるので、注意が必要です。

（広川雅之）

Q46 下肢静脈瘤の専門医はいますか？

専門医とは、特定の分野について専門的な知識と豊富な治療経験があり、各学会の厳しい基準をクリアして認定された医師をいいます。

今のところ、**下肢静脈瘤の公式な専門医はいません。**

ただし、日本静脈学会など六つの学会が組織する「下肢静脈瘤血管内治療実施管理委員会」では、血管内レーザー治療（Q85参照）や高周波治療（Q89参照）を行う医師（実施医・指導医）や医療機関の認定を行っています。実施医については、六つの学会のうちいずれかの会員であること、一定の診療経験・手術経験があることなどが認定基準となっています。こうした認定基準は、安全かつ効果的に血管内治療を実施するためのものであって、血管外科としての専門性を示すものではなく、あくまでも下肢静脈瘤の血管内治療を行うための最低限の資格でしかありません。

なお、ほかの診療科の心臓血管外科には専門医制度があり、専門医がいます。心臓血管外科専門医は主に心臓外科のスペシャリストであり、血管外科全般の専門的な知識を持っていますが、下肢静脈瘤の専門というわけではありません。

（広川雅之）

Q47 信頼できる医師の見つけ方を教えてください。

下肢静脈瘤は死に直結する病気ではないことから以前、患者さんは冷淡な扱いを受けてきました。下肢静脈瘤は積極的に治療しなくてもいいと考える専門外の医師が多く、「ほうっておいても大丈夫です」「弾性ストッキングを履いてください」というばかりで、患者さんの悩みに真摯に向き合おうとしませんでした。

確かに、下肢静脈瘤は良性疾患なので命にかかわることはありません。しかし、血管がコブのように浮き出るだけでなく、足のむくみや重だるさ、こむら返りといった自覚症状によって患者さんは日常的に悩み、生活の質（ＱＯＬ）が低下します。

近年は、下肢静脈瘤の治療を行う医療機関が増えたことで、患者さんを取り巻く状況は大きく改善されています。しかし、これらの医療機関の質は玉石混淆なので、下肢静脈瘤の治療に精通し、診療経験が豊富な医師を探すことが大切です。

まず、インターネットで下肢静脈瘤の治療を行っている医療機関を検索してみてください。パソコンやスマートフォンの検索画面に「下肢静脈瘤＋お住まいの地域名」を打ち込んで検索すれば、近隣で下肢静脈瘤の治療を行っているクリニックや病院のホームページの情報が表示されます。気になる医療機関があったら、そこで診療している担当医の経歴や研究実績、評判などを調べるといいでしょう。

次に、**かかりつけ医がいれば、下肢静脈瘤の治療で信頼できる医師を紹介してもらうのもおすすめです。**かかりつけ医なら快く相談に乗ってくれるでしょうし、下肢静脈瘤で悩んでいる患者さんは多いので、過去に紹介して評判のよかった医師を知っているとことでしょう。

もう一つの有力な情報源として、身近な人の口コミも参考になります。友人、知人、職場の同僚などに下肢静脈瘤の治療経験があれば、受診先の評判をくわしく聞くといいでしょう。

なお、患者さんの要望に応じて治療してくれること、十分な診療時間を取っていること、治療内容をくわしく説明してくれること、治療後のフォローがしっかりしていることなどが、いい医師を見極めるポイントになります。

（広川雅之）

いい医師の見つけ方

●インターネットで探す

近隣で下肢静脈瘤の治療を行う医療機関のホームページを探し、担当医の経歴や実績などを調べる。

●かかりつけ医から紹介してもらう

ふだん通院している医療機関の医師に相談し、下肢静脈瘤の治療を受けられる医療機関の候補をいくつかあげてもらえば選びやすくなる。

●身近な人の口コミを利用する

友人や知人など身近な人の中には下肢静脈瘤の治療を受けた人もいるはず。その医療機関や医師の評判などを聞けば、大いに参考になる。

Q48 全く必要のない治療をすすめる医療機関もあるそうですが、本当ですか？

現在、下肢静脈瘤はほとんどの治療が保険診療で受けられます。10年ほど前まで、レーザーや高周波による血管内治療は自由診療で非常に高額だったので、安いコストで気軽に受けられるようになったのは患者さんにとって喜ばしいことです。

しかし、その反面、全く治療の必要のない患者さんに血管内治療をすすめる医療機関が増えていることを、私は危惧しています。その手口は、クモの巣状静脈瘤や明らかな症状のない患者さんに「健康保険が適用されるので手術を受けてみてはどうですか」とすすめるといったものです。クモの巣状静脈瘤の患者さんは太い静脈の静脈弁が正常なので治療は短時間ですみ、合併症の心配はなく、再発もしません。そのため、患者さんとトラブルになることは少なく、問題があまり表面化しないのです。

しかし、患者さんにとって不要な治療を行うことは、健康保険制度を悪用した不適切医療にほかなりません。私が所属する日本静脈学会では、このような不適切医療を行う医療機関の増加を憂慮し、ガイドラインで声明文を発表しています。（広川雅之）

Q49 治療すると、浮き出た血管はどれくらい改善が見込めますか？

下肢静脈瘤の治療法には、大きく分けて「保存的療法」「硬化療法」「手術」「血管内治療」の4種類があります。このうち、浮き出た血管やボコボコとしたコブを解消するために行われるのは手術、血管内治療です。

手術では、異常のある血管を引き抜く「ストリッピング手術」や、足のつけ根の静脈を糸でしばる「高位結紮術」が行われています。

一方、血管内治療では、光ファイバーという細い管を血管内に入れてレーザー光を照射する「血管内レーザー治療」、血管にカテーテルを入れて高周波電流を流す「高周波治療」、静脈に瞬間接着剤を注入してふさぐ「グルー治療」などがあります。現在、下肢静脈瘤の治療で行われる外科的治療の90％以上は血管内治療です。

こうした手術、**血管内治療を行うと、浮き出た血管やボコボコとしたコブは見違えるくらいスッキリと解消します。**また、治療後に細い血管が残った場合は、補助的に薬剤を注入してふさぐ硬化療法で対処します。

（広川雅之）

Q50 下肢静脈瘤の治療に健康保険は適用されますか？

下肢静脈瘤（かしじょうみゃくりゅう）の治療で健康保険が適用されるのは、硬化療法、手術、血管内治療です。また、初診・再診料、検査料、薬代なども保険適用です。治療費（3割負担の場合）の目安は、次のようになります。

●硬化療法……約5000円

●手術（ストリッピング手術）……約3万5000円

●血管内治療（レーザー・高周波）……約3万5000円

ほかにも検査料、入院費、薬代などがかかり、実際の治療費は医療機関によって若干異なります。治療費の詳細は、受診する医療機関に問い合わせてください。

なお、保存療法で使用する弾性ストッキングに健康保険は適用されません。そのため、圧迫療法を行う場合は、患者さんは全額自己負担で弾性ストッキングを購入して着用することになります。

とはいえ、弾性ストッキングの値段の目安は3000円～1万円くらいなので、あまり大きな負担にはならないでしょう。

（広川雅之）

Q51 病院での診察はどのような流れで行われますか？

下肢静脈瘤(かしじょうみゃくりゅう)が疑われて医療機関を受診すると、次のような流れで診察が行われます。

①問診……足の症状や現在の健康状態、病歴、日ごろの生活状態、家族の病歴、服薬状況などが聞かれ、患者さんの背景や静脈瘤の危険因子などがチェックされる。

②視診・触診……まず肉眼で観察し、静脈拡張があるか、皮膚の状態、下肢に左右差や腫(は)れなどがないかを診る。次に直接ふれて、むくみの有無、皮膚の硬さ、動脈の拍動、圧痛があるかどうかを調べる（左右差は周径を測定し差を確認する）。

③超音波検査（エコー検査）……患部にプローブ（探触子(たんしょくし)）を当て、血管の状態や血流を画像としてとらえる検査（Q54参照）。血液の流れも調べられる。

④その他の検査……さらにくわしい検査が行われることがある（Q55参照）。

⑤診断……以上の結果をまとめ、下肢静脈瘤なのか病変の場所や程度を診断する。

その後、医師から病気の状態、治療法について説明があります。保存的治療（圧迫療法など）や生活改善は、軽症から重症まですべての症例に当てはまります。中等症以上の人は、症状や本人の希望などを考慮し、治療方法を選択します。（佐戸川弘之）

下肢静脈瘤の診療の流れ

主な検査

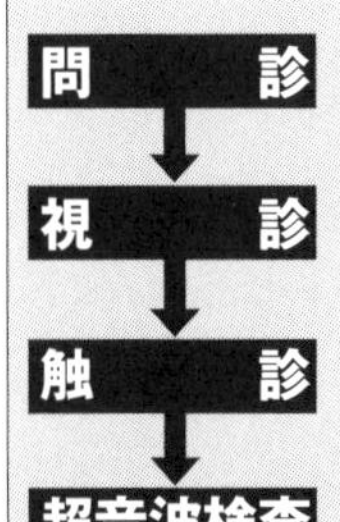

問診	生活習慣や仕事内容を聞き、発生時期や症状の現れ方などから、ほかの病気でないか判断する
視診	患部を見て下肢静脈瘤の状態、むくみ、皮膚の変色などを確認する
触診	むくみの有無や皮膚表面の状態、圧痛の有無などを調べる
超音波検査(エコー検査)	ゼリーを塗った皮膚の上から機械で超音波を当て、静脈血の流れ、血管の状態などを映し出す

必要に応じて……

ほかの検査

空気容積脈波検査	太ももやふくらはぎにバンドを巻き、静脈血の流れのよさや滞り具合を測定する
静脈造影検査	足の甲から静脈に造影剤を注入し、レントゲンで撮影する
CT検査	コンピュータ断層撮影装置を使い、静脈を立体的に表示して調べる

下肢静脈瘤（軽症・中等症・重症）と診断

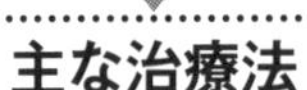

保存的療法、硬化療法、手術、血管内治療

Q52 問診では、どんなことを伝えればいいですか？

下肢静脈瘤（かしじょうみゃくりゅう）が疑われて医療機関を受診すると、最初に問診票を記入することになります。問診票には名前、年齢、職業を記入するほか、どんな症状や異常に悩んでいるのか、過去に大病を患ったことはないか、現在飲んでいる薬はあるか、注射や薬にアレルギーがあるかなどの設問に回答します。

診察室に入ると、その問診票の内容をもとに医師から質問があるので、わかりやすく答えてください。この情報提供が「問診」といわれています。積極的に情報を提供しましょう。

例えば、下肢に太い血管やデコボコしたコブが現れたのはいつごろからか、だるさや痛みなどの自覚症状はあるか、家族に下肢静脈瘤にかかった人はいるか、日ごろどんな生活や仕事をしているかといったことを伝えます。こうした情報は、医師が診断を下す手がかりとなるので、とても重要です。

また、過去の病歴や服薬状況も正確に伝えます。ほかの病気で服薬している人は、お薬手帳を持参して医師に見てもらいましょう。

（佐戸川弘之）

Q53 診察では、どんなことが行われますか?

診察室では、まず、医師が下肢（かし）を直接見て観察し（視診）、手で触れて診察を行います（触診）。そのため、足を露出しやすい服装で行くと診察がスムーズです。視診や触診は診察の基本であり、下肢静脈瘤（りゅう）を診断するうえで欠かせないものです。

視診では、主に下肢の静脈のふくらみがないか、その広がり、蛇行の有無を調べます。静脈瘤の多くはひざから下に生じますが、太ももや陰部近くにも現れることがあるので、恥ずかしがらずに伝えてください。足の太さの左右差や、皮膚に異常（皮膚の色の変化、炎症やただれ、潰瘍（かいよう）など）がないかもチェックします。

触診では、足を手で触れて、むくみや異常なものがないか、圧迫したときに痛まないか、さらに皮膚や皮下組織の硬さなどを調べます。特に、むこうずねを指で押すとそのあとが残り、なかなかもとに戻らない状態はむくみがある証拠で、下肢静脈瘤や静脈うっ滞の可能性が高くなります。

聴診器を当てて血管に雑音がないかを聴かれる（聴診）こともあります。

こうした診察だけでも、ある程度の診断は可能です。

（佐戸川弘之）

Q54 超音波検査とはどのような検査ですか？

視診・触診のあとは「超音波（静脈エコー）検査」が第一の検査として行われます。これによって静脈の流れにどのような異常が起こっているかを調べます。

超音波検査では、肉眼では観察できない体内の静脈の状態や血液の流れが、リアルタイムでモニター画面に映し出され観察できます。検査は、体の表面にプローブ（探触子）という機器を当てるだけなので痛みはありませんが、立った状態やイスに座って行うことが多く、検査に時間がかかることがあります。気分が悪くなったようなときには遠慮せず申し出てください。

超音波検査には、血流の速度を測るドプラ法や血流のある部分に色づけするカラードプラ法があり、静脈血の流れが判定できます。技師がふくらはぎの圧迫や解除を行ったりして、血液の逆流（足先のほうへ流れる）があるか調べます。

下肢静脈瘤の検査の場合は、皮膚近くを通る表在静脈、体表面から深いところを走る深部静脈、さらにこれらをつなぐ穿通枝（交通枝）を観察します。そして、静脈がつまったところがないか、血液の逆流がないかを検査します。

（佐戸川弘之）

Q 55 超音波検査以外に、どんな検査が行われますか？

超音波検査以外にも、静脈の状態を調べられる検査法がいくつかあります。

一つめは「**脈波検査**」で、代表的なものに空気容積脈波（APG検査）があります。ふくらはぎに空気カフ（空気の入ったバンド）を巻き、寝た状態から立ち上がり、その後、爪先立ちなどの運動を行ってふくらはぎの容積の変化を測定します。それにより、下肢の静脈血の逆流の程度や血液の滞りの状態などがわかります。

二つめは「**CT（コンピュータ断層撮影）検査**」です。放射線を用いてコンピュータで処理し、下肢の静脈や静脈瘤全体を立体的な画像で見ます。また「**MRI（磁気共鳴断層撮影）検査**」が行われることもあります。

三つめは「**静脈造影検査**」です。静脈に注射針を挿入し、造影剤を注入してレントゲン撮影を行います。造影剤の注入により静脈の状態が映し出され、血管内の狭窄や、つまりなどがわかります。重症の人や治療を兼ねて行われます。

一般的な下肢静脈瘤では、超音波検査のみでも診断が可能ですが、よりくわしい情報が必要な場合、いくつかの検査を組み合わせて行っています。

（佐戸川弘之）

Q56 足の血管が浮き出ていないのに下肢静脈瘤と診断されました。信用できますか？

下肢静脈瘤の患者さんの中には、見た目の異常がはっきりとわからない人もいます。これを「隠れ下肢静脈瘤」（Q29参照）と呼ぶ人もいます。実は、異常のある静脈が必ずしも皮膚の表面に現れるわけではありません。特に肥満の人は、たとえ静脈に異常が生じたとしても厚い脂肪にブロックされていて、わからないことが多いのです。

もちろん医師は、静脈が表面に見えなくても、むくみやこむら返りなどの症状があり、超音波検査で静脈血の逆流が認められれば下肢静脈瘤や静脈うっ滞があると判断します。とはいえ、**通常は手術適応とならない部分的な逆流例や、正常の静脈にも不適切に手術を行う一部の医療機関があると報告されているので、ご用心ください。**

足の血管が浮き出ていない状態や、皮膚に異常が見られない場合は、下肢静脈瘤はさほど進行していないとも考えられます。一方、静脈瘤がなくとも逆流のある例もあり、静脈の逆流がなくても下肢がむくむことも多く見られます。このように、見ただけではわかりにくいので、迷ったら医療機関を受診してください。

（佐戸川弘之）

Q57 下肢静脈瘤と思っていたら「リンパ浮腫」と診断されました。どう違うのですか？

下肢静脈瘤（かしじょうみゃくりゅう）は静脈弁が壊れて静脈血が滞り、皮膚の近くを通る静脈が屈曲蛇行し太くなるものです。一方「リンパ浮腫（ふしゅ）」は、リンパ液を運ぶリンパ管の働きが悪くなりリンパ液がたまって起こります。そのため下肢静脈瘤とリンパ浮腫は別の病気です。

下肢静脈瘤でも静脈瘤が目立たず、むくみが強くなる例があり、浮腫と腫（は）れを主体としたリンパ浮腫に症状や見た目の異常は似ています。両者の違いは、下肢静脈瘤の**大半は片足に生じますが、リンパ浮腫は片足だけでなく両足や腕、顔にも起こります。**

リンパ浮腫のむくみは、初めに光沢を有する皮膚の変化が起こり、腫れが強く、足や腕がかなり太くなることが多く、多毛（毛が多くなる）を生じることがあります。

リンパ浮腫の大部分は、がん治療の後遺症が原因です。手術でリンパ節を切除したり、放射線治療の影響でリンパ液の流れが悪くなったりすると生じやすくなります。このような治療を受けた人は、重い物を持つこと、腕や足に負担をかけることをさけるとともに、虫さされなどでも悪化しやすいので注意が必要です。

（佐戸川弘之）

Q58 下肢静脈瘤の場合でもセカンドオピニオンは受けるべきですか？

「セカンドオピニオン」として、ほかの医師に意見を聞いてみる制度が認められています。具体的には、主治医にその意志を伝えて診療情報提供書を用意してもらい、この制度を実施している医療機関に予約を入れ受診します。ただしセカンドオピニオンは「診療」ではなく「相談」となるため、健康保険は適用されません（全額自己負担）。

下肢静脈瘤の根治的な治療には、硬化療法（Q97参照）や血管内焼灼術（Q85参照）などがありますが、不安が大きく迷う患者さんも多いでしょう。医師との信頼関係も重要ですが、セカンドオピニオンの正式な手続きなしでも、別の専門の医療機関で、経緯を話したうえで新たに診察してもらっても許されるのではないでしょうか。

下肢静脈瘤は、皮膚の病変や静脈血栓塞栓症（エコノミークラス症候群）を合併することがあり、その予防のために弾性ストッキングの着用などが求められます。しかし、下肢静脈瘤は慢性の病気なので、その長期間の着用には苦労を伴います。そのため状態が落ち着いている人には、血管内手術がすすめられています。

（佐戸川弘之）

Q59 下肢静脈瘤は「血管ドック」でも見つかるそうですが、どんなことを調べますか？

「血管ドック」は、血管を調べて大動脈瘤や心疾患を発見したり、動脈硬化の指標である血管の硬さを測ったりする検診です。本来は、突然死を未然に予防したり、いわゆる血管病を早期に診断したりするために行われます。

検査項目は実施する医療機関ごとに異なりますが、身体測定、血液検査、心電図検査、動脈硬化検査（脈波伝播速度ＰＷＶや動脈の硬さ指標ＣＡＶＩ）、超音波検査（頸動脈・腹部・心臓など）、ＣＴ（コンピュータ断層撮影）検査などが行われます。これらの検査は主に動脈や心血管の異常を調べるためのものですから、血管ドックを受けたからといって、下肢静脈瘤が見つかるわけではありません。

最近は、**従来の検査項目に加えて、下肢静脈の超音波検査も行っている一部の医療機関もあるようです。**

血管ドックは、費用が全額自己負担で数万円ほどかかります。血管ドックの利点もあるので、下肢静脈瘤が疑われる人は検査を受けたほうがいいでしょう。（佐戸川弘之）

第4章

保存的療法についての疑問23

Q60 手術はどんな状態になったら受けるべきですか？

下肢静脈瘤の治療には、保存的療法、硬化療法、手術、血管内治療があります。症状が軽度であれば、日常生活指導や弾性ストッキングなどの保存的療法で改善できます。しかし、皮膚に浮き出たコブのような血管を消すことはできません。コブが小さい場合は硬化療法、中程度以上の場合は手術や血管内治療が必要になります。

手術や血管内治療が必要になるのは、伏在静脈全体の逆流防止弁（静脈弁）が壊れ、静脈の太さが少なくとも4ミリ以上になっている場合です。これは、医療機関でエコー検査をする必要があり、必ずしも静脈瘤の大きさだけでは決められません。

しかし、下肢静脈瘤は命にかかわる病気ではないので、**手術を受けるかどうかについては、最終的に患者さん自身が決めることになります。**むくみや重だるさなどの症状があっても、日常生活に支障がなければ急いで治療をする必要はありません。多少支障があっても我慢する、あるいは弾性ストッキングを履いて生活する、などの選択肢もあります。ただし、湿疹、脂肪皮膚硬化症や潰瘍などの皮膚病変を合併している場合は、早めに治療を受けることをおすすめします。

（広川雅之）

Q61 手術などの治療法は自分で選択できますか？

下肢静脈瘤の治療は保存的療法なら誰でも受けられますが、それ以外の治療法には適応条件があり、その範囲内であれば患者さんが治療法を選択できます。

特に、注意しなければならないのは、深部静脈血栓症や肺血栓塞栓症にかかったことのある人です。それらの病歴があると治療によって新たな血栓ができるリスクが大きいため、硬化療法や血管内治療は受けられません。このような患者さんは基本的に保存的療法を行うことになります。

なお、下肢静脈瘤の治療では、複数の治療法を併用することも少なくありません。例えば、血管内レーザー治療（Q85参照）と硬化療法（Q97参照）、高位結紮術（手術の一種、Q95参照）と硬化療法などの組み合わせです。保存的療法の中心となる圧迫療法（弾性ストッキングの着用）は、どの治療法とも組み合わせて行われます。

通常は、医師が患者さんの病状に合わせていくつかの治療法を示すことになるので、それぞれの治療法の長所と短所を聞いて、最終的に患者さん自身が治療法を選択すればいいと思います。

（広川雅之）

Q62 手術などの治療を受けない場合、どんなことが必要になりますか？

治療を受けない場合は、そのまま放置して悪化したときに治療を考える、または保存的療法を行って現在の症状を改善したり進行を予防したりすることになります。

主な保存的療法は、生活習慣の改善と弾性ストッキングの着用になります。立ちっぱなしやイスに座りっぱなしの状態は、重力やふくらはぎの筋ポンプ作用の低下によって静脈のうっ血を悪化させます。立ちっぱなしや座りっぱなしの状態は極力さけて1時間に1回は歩き回る、など生活習慣の見直しを行います。そのほか、かかと上げ（Q69・71参照）や足首伸ばし（Q68参照）を行うことも有効です。

弾性ストッキングは、医療機関で処方してもらうほか、ドラッグストアなどで市販されている、むくみ予防の着圧ストッキングを着用してもいいでしょう。購入のさいは適切なサイズのストッキングを選択し、正しい履き方をすることが大切です。サイズは製品ごとに違うので、製品のサイズ表を参照し、履き方は医療機関で教わるか、インターネットの動画を参考にして練習しましょう。

（広川雅之）

Q63 手術以外の「保存的療法」にはどのようなものがありますか？

下肢静脈瘤の治療法には、異常のある静脈を除去する外科治療（硬化療法、血管内治療、手術）と、それ以外の保存的療法があります。保存的療法は、自覚症状や見た目の異常が軽微な場合、あるいは外科治療後のケアとして行います。

下肢静脈瘤の患者さんの多くに共通する特徴は、ふだんからふくらはぎの動きが乏しく、下肢の血流が滞りやすいということです。そのため、**下肢静脈瘤の保存的療法では「生活指導」「圧迫療法（弾性ストッキングの着用）」「運動療法」「マッサージ」を行い、下肢の血流を促します**（詳細は90ページのイラスト参照）。

こうした保存的療法を行うことで自覚症状の軽減や、外科治療後の再発予防といった効果が期待できます。

下肢静脈瘤の保存的療法は、患者さんが自主的に日常生活の中でセルフケアとして行うものです。これによって静脈瘤が消失するわけではありませんが、継続して行えば病状を低レベルに抑えることが可能となります。

（森田一郎）

下肢静脈瘤の保存的療法

生活指導

下肢の血流が滞らないようにする日常生活のポイントを指導。例えば、イスに座るときは足を台の上に乗せることや、寝るときは足の下にクッションなどを置くこと（下肢挙上）がすすめられる。

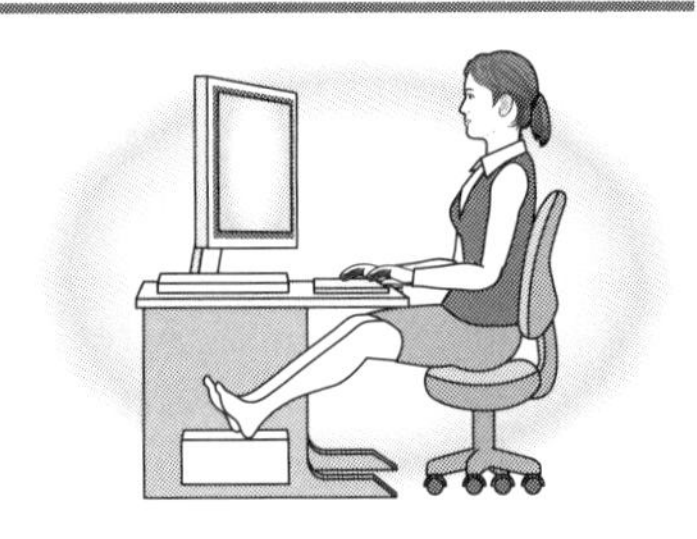

圧迫療法

弾力性のある特殊な医療用ストッキングを着用。足首のところの圧力が最も高く、上に向かうほど圧力が弱くなる構造になっており、下肢の静脈血が心臓に向かって流れるのをサポートする。

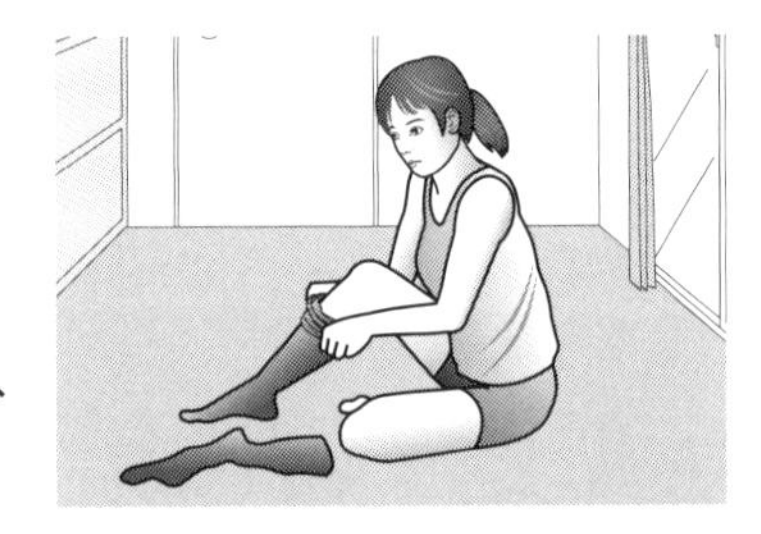

運動療法

ふくらはぎを動かして筋ポンプ作用を高めるウォーキング、水中運動などがすすめられる。また、手足ブラブラ体操（Q67参照）をはじめとする室内運動も下肢の血流アップにつながる。

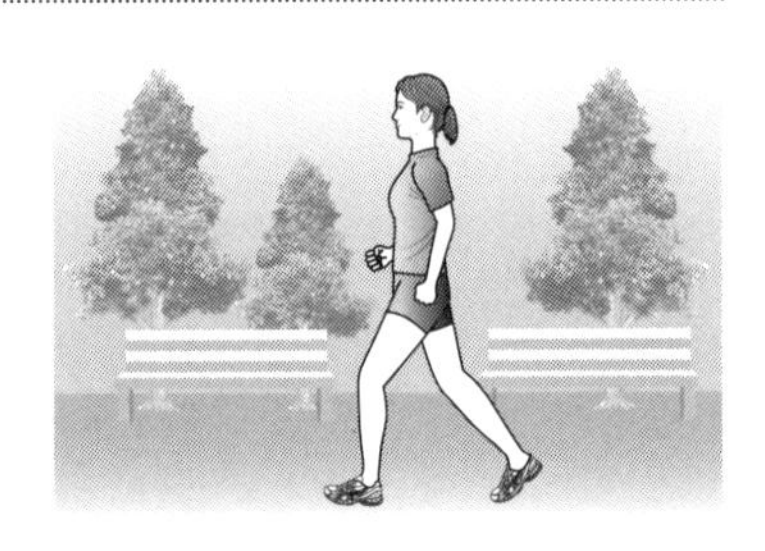

マッサージ

ふくらはぎの筋ポンプ作用を高めるなら、手のひらで直接マッサージすることも有効。足首からひざに向かってまんべんなくほぐすことで、下肢の静脈血の流れが促される（やり方はQ75参照）。

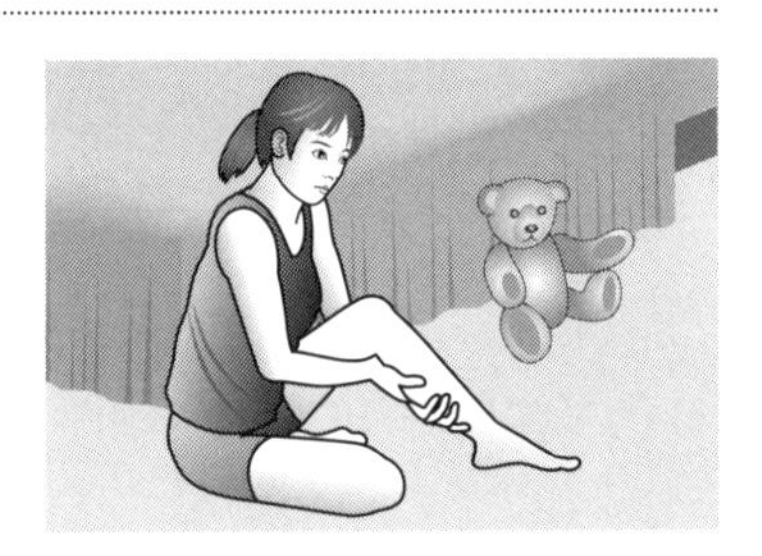

Q64 妊娠中の女性は保存的療法が中心になるそうですが、なぜですか？

女性は、妊娠すると下肢静脈瘤が起こりやすくなります。これを「妊娠静脈瘤」といい、加齢などで起こる下肢静脈瘤とは区別します。

妊娠静脈瘤の治療では保存的療法のみが行われ、外科治療（硬化療法、血管内治療、手術）は行われません。それには二つの理由があります。

一つめの理由は、**ほとんどの妊娠静脈瘤が出産後、速やかに改善するから**です。これは出産によって子宮内の重みが減って足の血液のうっ滞が解消することや、妊娠中に過剰になった女性ホルモンの分泌が正常化するためと考えられています。

二つめの理由は、妊娠中の薬の投与や手術によって、**おなかの赤ちゃんに悪影響が出るおそれがあるから**です。出産後に大多数の人の静脈瘤は改善するわけですから、妊娠中にあえて外科治療を行う必要はありません。

妊娠静脈瘤の保存的療法としては、弾性ストッキングの着用のほか、マッサージや足を高くして寝ること（下肢挙上）などがすすめられます。（森田一郎）

Q65 保存的療法でどの程度の改善が期待できますか？

保存的療法を行うと、ふくらはぎの筋ポンプ作用が促されるので下肢(かし)の静脈血の流れがよくなり、下肢静脈瘤(りゅう)による足のむくみや重だるさ、こむら返りといった自覚症状を和らげる効果が期待できます。

ですから保存的療法は、自覚症状に悩まされている人に向いている治療法といえます。また、病気の進行を抑えることにも役立つと考えられています。

進行度が軽症のC1（第1段階）、あるいは中等症初期のC2（第2段階）の人なら、**保存的療法を行うだけでQOL（生活の質）をある程度は維持できるでしょう。**

また、保存的療法は、外科治療（硬化療法、血管内治療、手術）を受けたあとのケアとしても有効です。特に、圧迫療法である弾性ストッキングの着用は、外科治療後の動脈瘤の再発や、血栓症などの合併症の予防に効果があることがわかっています。

もっとも、保存的療法は根治療法ではありません。保存的療法に励んでも皮膚の表面に浮き出た血管やボコボコとしたコブは消えないので、これを消失するためには外科治療を受ける必要があります。

（森田一郎）

Q66 下肢静脈瘤の運動療法にはどのようなものがありますか？

下肢静脈瘤の症状改善に役立つのは、ふくらはぎの筋ポンプ作用を高めて、下肢にうっ滞した静脈血の流れを促す運動です。具体的には、「ウォーキング」「水中運動」「スクワット（ひざの屈伸運動）」などの運動があります。

中でもおすすめは、年齢や体力に関係なくできるウォーキングです。ふくらはぎの筋肉が盛んに収縮・弛緩をくり返すので、自然に筋ポンプ作用が高まります（94ページのイラスト参照）。自宅で過ごす時間が長い人は、散歩や買い物など外出する機会を作ってこまめに歩きましょう。歩くときは、かかとから着地して、足裏全体で重心移動し、爪先で蹴り出すことを意識し、足首をしっかりと使うことが大切です。

体力のある人は、水中運動やスクワットも試してください。

ほかにも家の中で、**寝てできる運動**（Q67参照）、**座ったままできる運動**（Q68参照）、**立って行う運動**（Q69参照）があるので、生活シーンに合わせて積極的に行うといいでしょう。

（岩井武尚）

筋ポンプ作用を高めるウォーキングのポイント

ポイント①

自分のペースで歩くこと（速く歩く必要はない）。意識的に外出する機会を作り、こまめに歩くようにする。

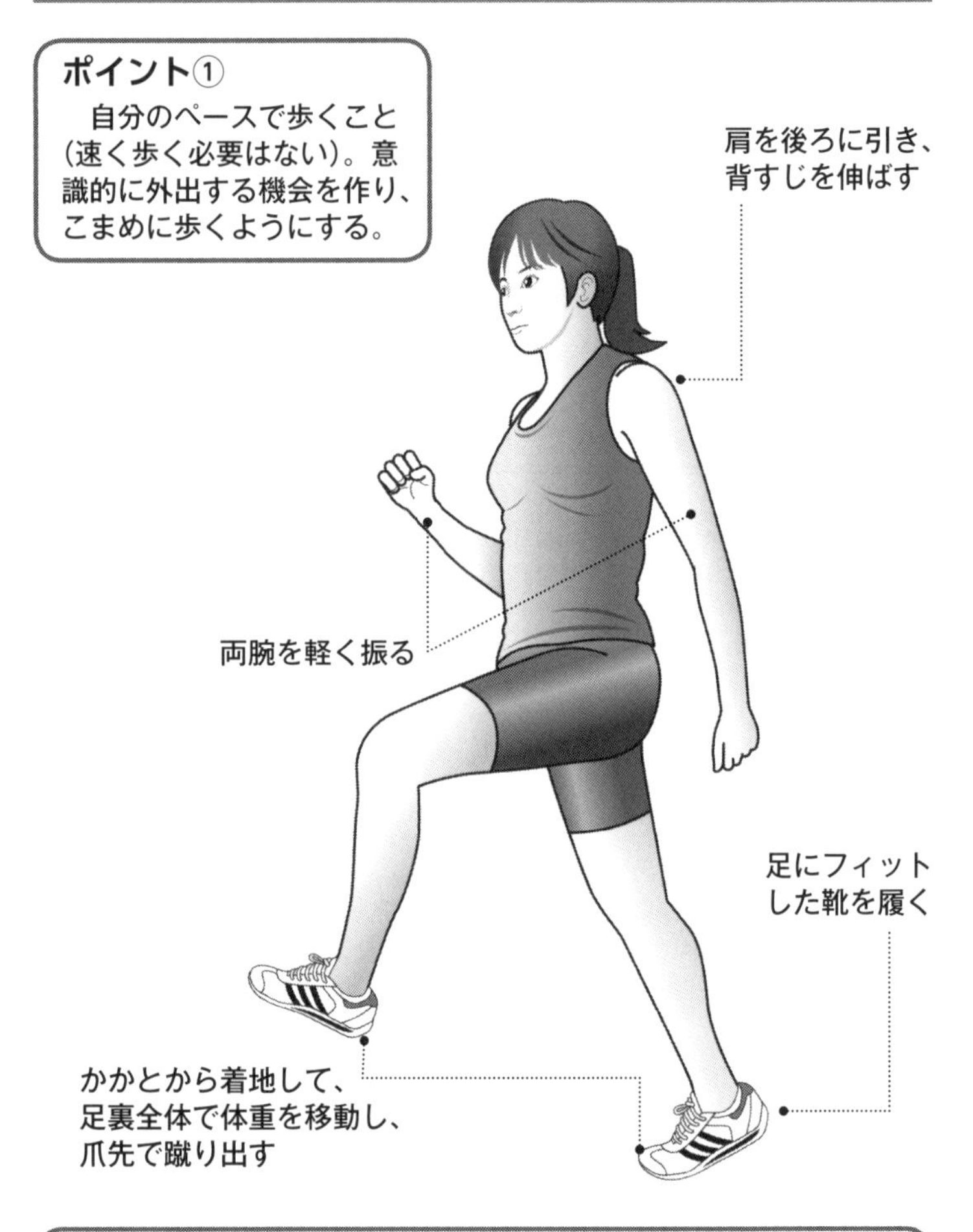

ポイント②

歩行中は足首をよく動かすことが重要。踏み出した足はかかとから着地し、足裏全体で体重を移動し、爪先で蹴り出す。そうすることで足首の振り子運動が生じ、ふくらはぎが刺激される。

Q67 寝ながらできる運動はありますか？

寝ながらできる下肢静脈瘤(かしじょうみゃくりゅう)の運動には「手足ブラブラ体操」（96ページ参照）、「足首ストレッチ」（97ページ参照）、「太もも上げ」（98ページ参照）があります。

一つめの手足ブラブラ体操は、あおむけに寝て両手・両足を天井に向けて伸ばし、ブラブラと小刻みにゆらす運動です。手足を細かく動かすことで、毛細血管の負担を軽減しながら、心臓に戻る静脈血の流れを促します。

二つめの足首ストレッチは、あおむけに寝たまま爪先(つまさき)を前後に動かしたり、左右に動かしたりする運動です。あおむけに寝ると足は重力の影響を受けないので、足首を動かすことでふくらはぎの筋ポンプ作用が効率よく働き、血流がアップします。

三つめの太もも上げは、あおむけに寝て左右の太ももを交互に上げる運動です。太い静脈が通っている足のつけ根が刺激されるので、静脈血の流れを促進する効果が期待できます。また、足のつけ根にはリンパ節もあり、リンパ液の流れが促されるので、下肢のむくみの改善にもつながるでしょう。

就寝前に布団の上で、これらの運動を試してみてください。

（岩井武尚）

寝ながらできる運動①　手足ブラブラ体操

両手・両足を上げる

あおむけに寝た状態で、両手・両足を床に対して垂直になるように、まっすぐ上げる。まずは、この状態を５秒間キープする。足が上がらない人は、壁に足をもたれかけるようにして行ってもいい。

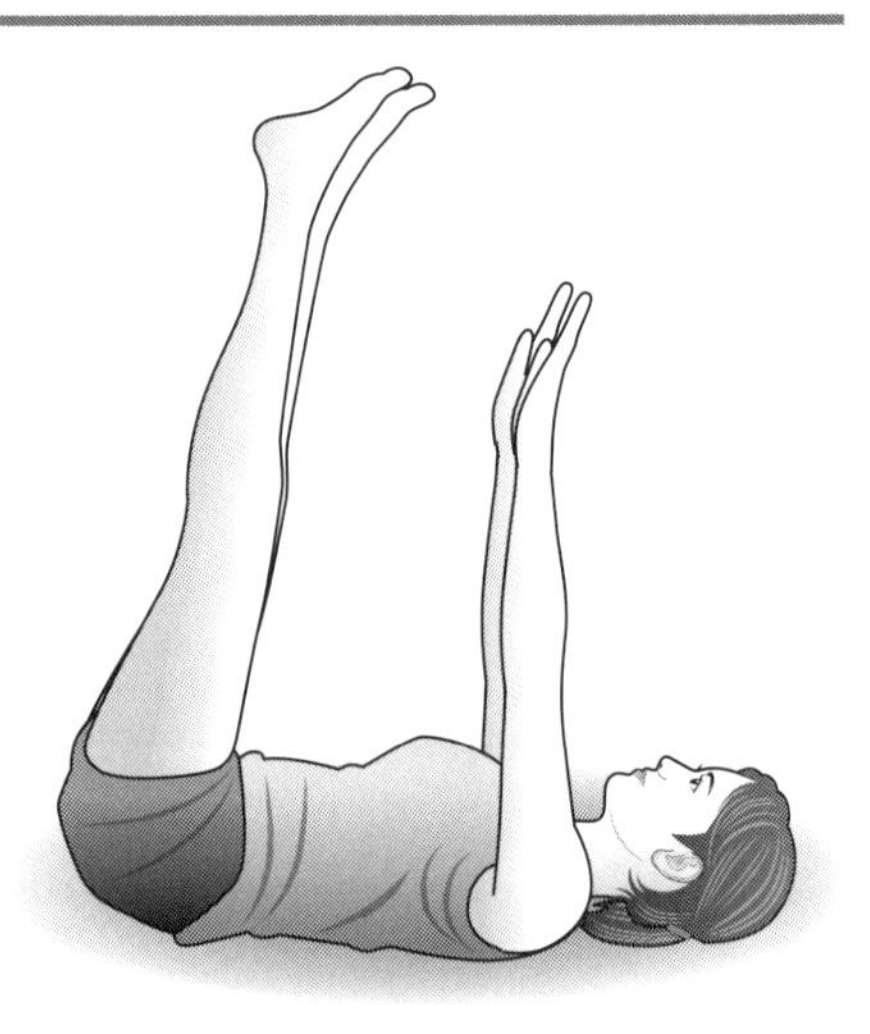

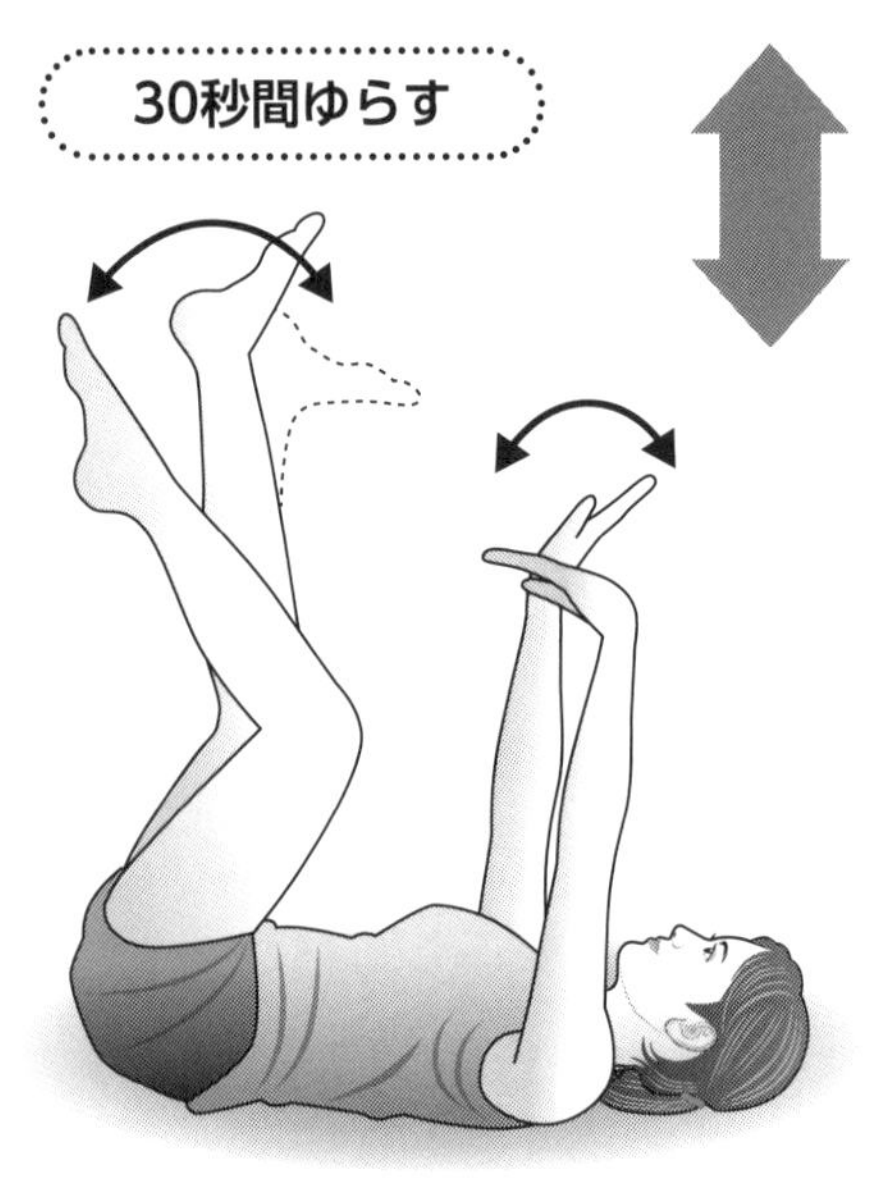

3

❶と❷を
３回くり返す

2

小刻みにゆらす

両手・両足の力を抜いてリラックスし、30秒間ブルブルと小刻みにゆらす。やり終えたら両手・両足を下ろして少し休む。両手だけ、あるいは両足だけ行ってもかまわない。

寝ながらできる運動②　足首ストレッチ

あおむけに寝る

体の力を抜いてリラックスしながら、あおむけに寝る。両足は肩幅に開き、両手は体の横に置く。

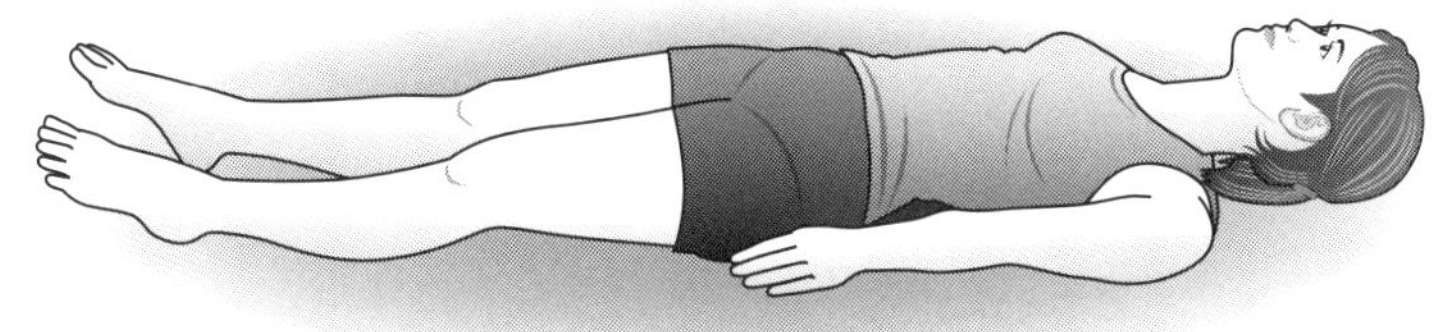

爪先を前後に動かす

左右の爪先を 前後それぞれ違う方向（右足が前方のとき左足は後方）へゆっくりと10回動かす。片足ずつ行ってもOK。

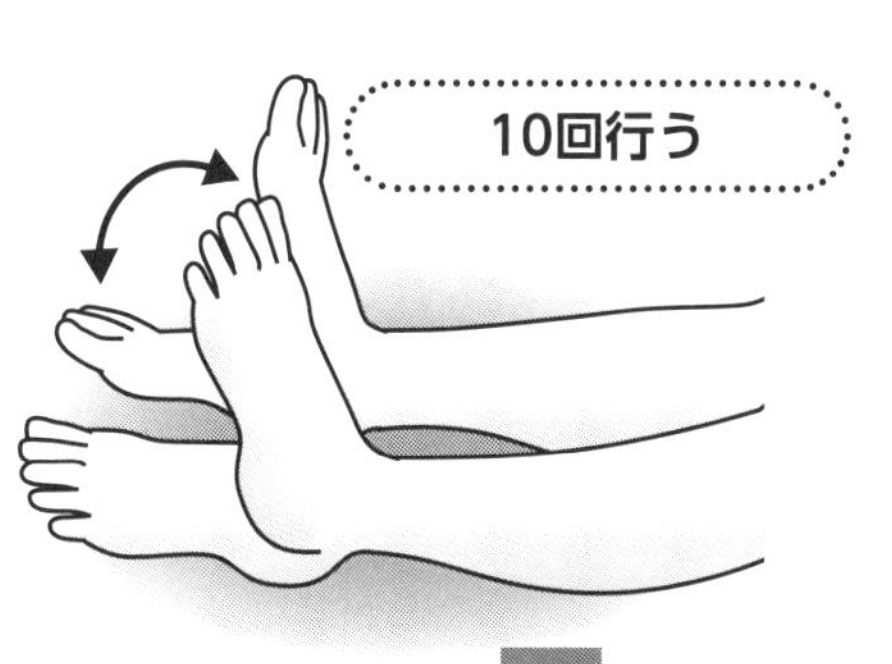

10回行う

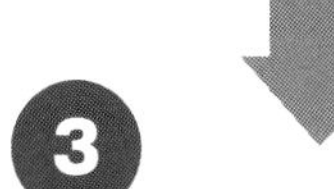

爪先を開閉する

かかとを床につけた状態で、左右の爪先をゆっくりと外側・内側に10回開閉する。股関節を使うイメージで行うのがコツ。

10回行う

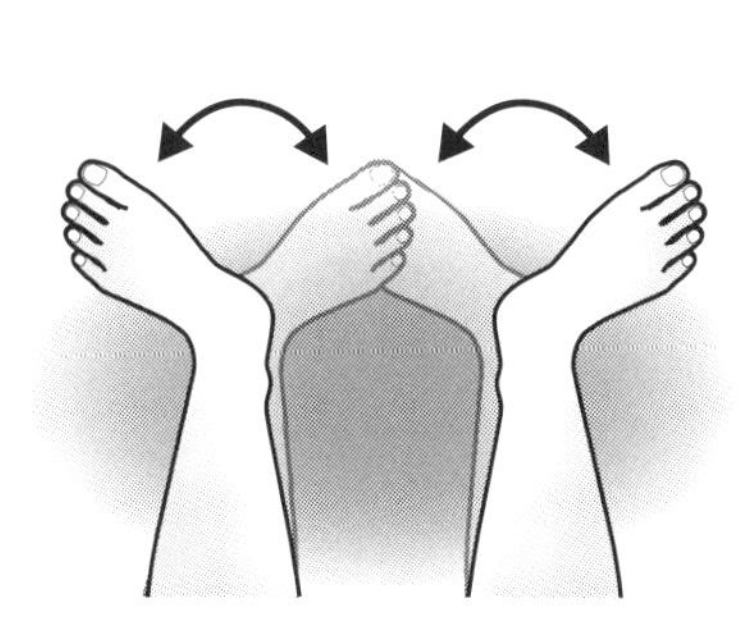

寝ながらできる運動③　太もも上げ

あおむけに寝る

体の力を抜いてリラックスしながら、あおむけに寝る。両足は肩幅に開き、両手は体の横に置く。

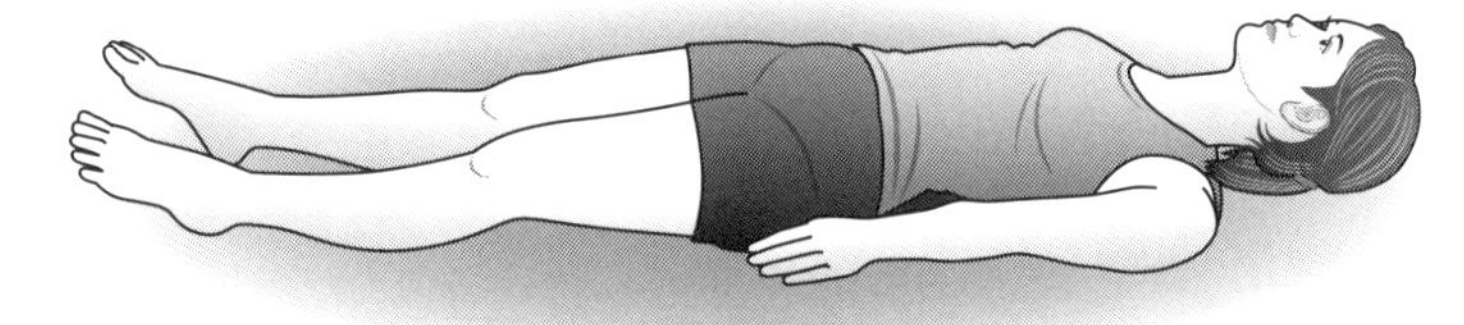

2

片足を交互に引き上げる

ひざを曲げて足のつけ根からゆっくりと引き上げる。左右の足で交互に10回ずつ行う。太ももをおなかにくっつけるイメージで行うのがポイント。

左右の足で交互に
10回ずつ行う

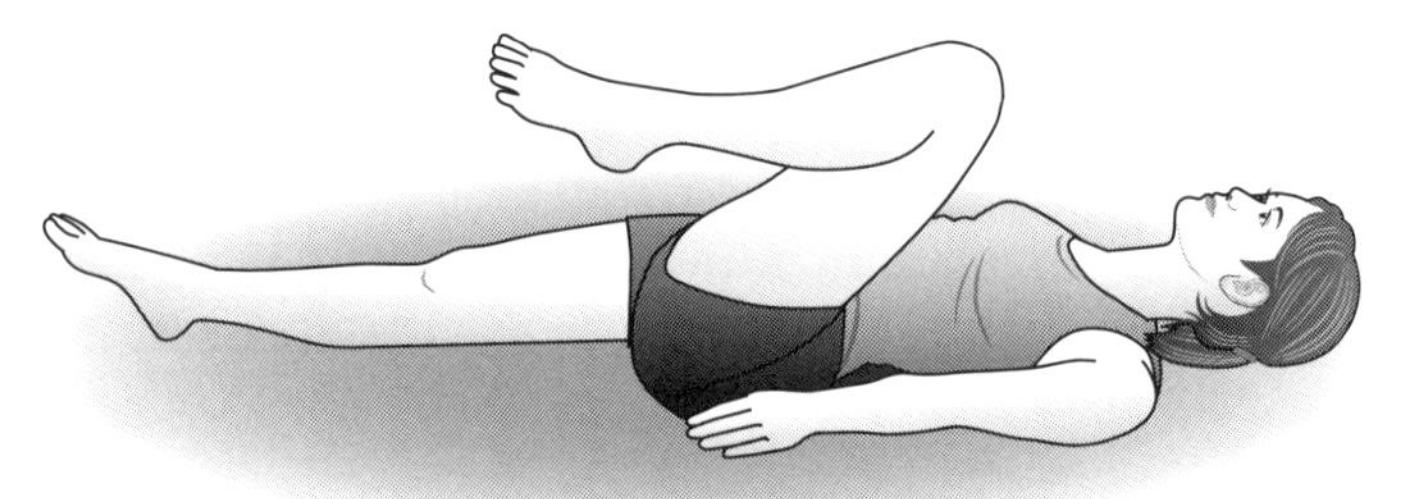

Q68 座ったままできる運動はありますか？

座ったままできる下肢静脈瘤の運動には「足首伸ばし」（100ページ参照）、「足先グルグル体操」（101ページ参照）、「大の字深呼吸」（102ページ参照）があります。

一つめの足首伸ばしは、イスに座って両足を前に出し、深呼吸しながら爪先を上下に動かす運動です。爪先の上下運動は、ふくらはぎの筋ポンプ作用を促すので、下肢の静脈血の流れをよくするのに最適です。

二つめの足先グルグル体操は、イスに座って爪先や足指を回す運動です。これを行うことで足先に滞りがちな静脈血やリンパ液の循環を促進します。

三つめの大の字深呼吸は、イスに座って深呼吸しながら大きく背伸びをしたり、脱力したりすることをくり返す運動です。深呼吸をするだけで下肢の静脈血を上半身に吸い寄せる作用が生じ、手足を伸ばして脱力することで全身の血行もよくなります。

長時間の座りっぱなしは、下肢に静脈血がうっ滞する原因の一つです。特に、事務仕事やパソコン作業をしている人は、下肢静脈瘤が悪化しないように、これらの運動をこまめに行いましょう。

（岩井武尚）

座ったままできる運動①　足首伸ばし

左右のかかとを前方に出す

イスに腰かけ、両足を前に出す。両手でイスの座面をつかんで体を固定し、通常は両足のかかとを前方に出して床につける。体力のある人は、両足のかかとを浮かせて行うと効力がアップする（腹筋も鍛えられる）。

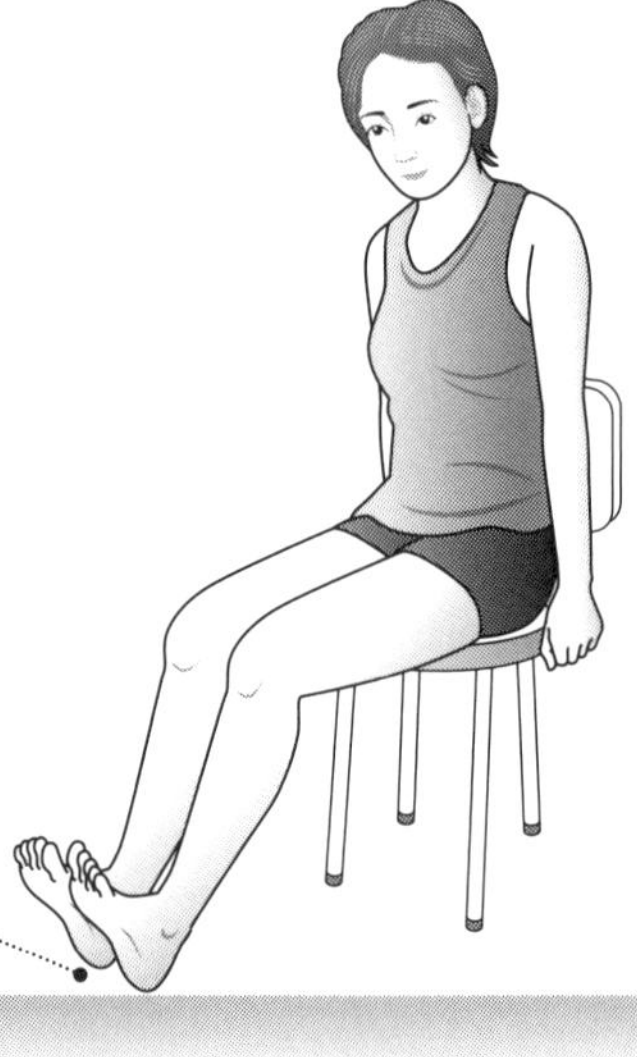

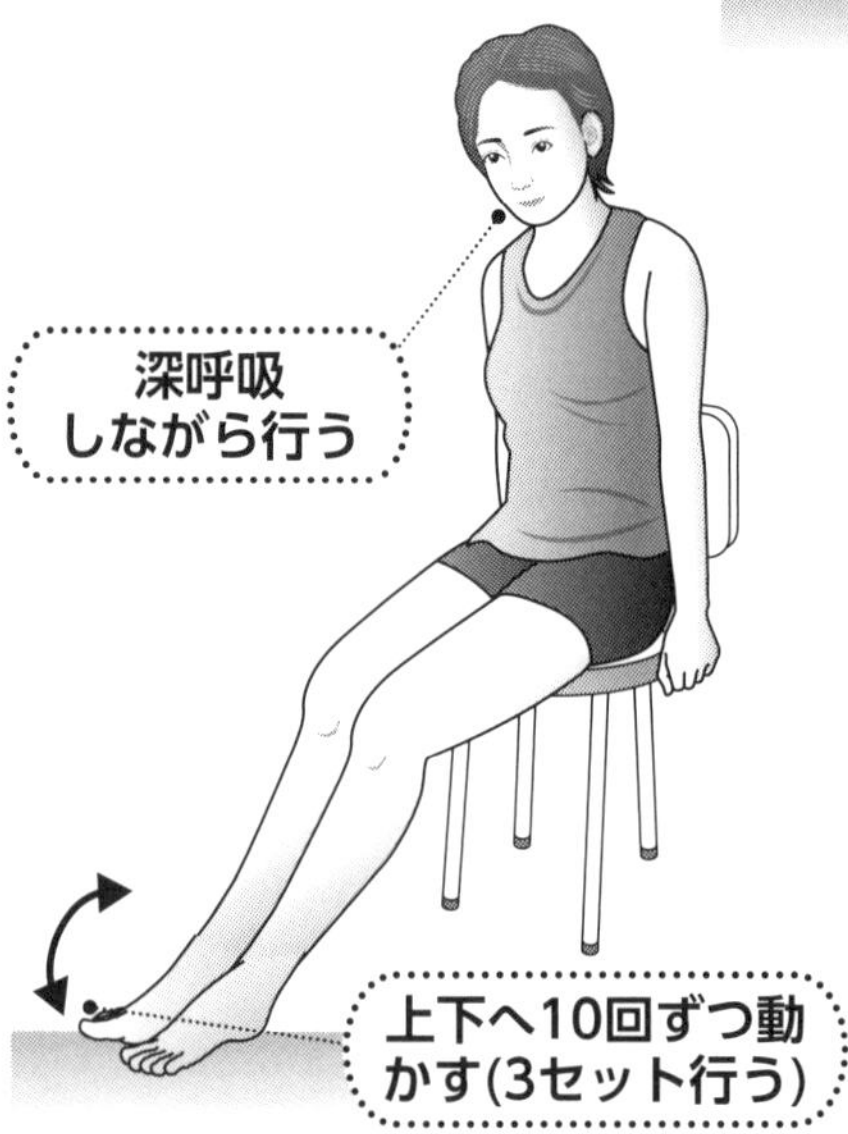

2

爪先を動かす

深呼吸をしながら、左右の爪先を同時に上下へ10回ずつ動かす。10回を1セットとして、1度に3セットをくり返す。片足ずつ行ってもかまわない。

座ったままできる運動② 足先グルグル体操

爪先をグルグル回す

イスに腰かけ、片足をもう一方の足のひざの上に乗せる。その状態で、ひざの上に乗せたほうの爪先を外回りにグルグルと20回ゆっくりと回す。片足を行ったら、もう一方の足も同じように行う。

20回行う

2

足指をもむようにすべて回す

足指（親指・人さし指・中指・薬指・小指）を１本ずつ回す。足指のつけ根を持ち、もむように回すのがポイント。両足で行う。

それぞれ20回ずつ行う

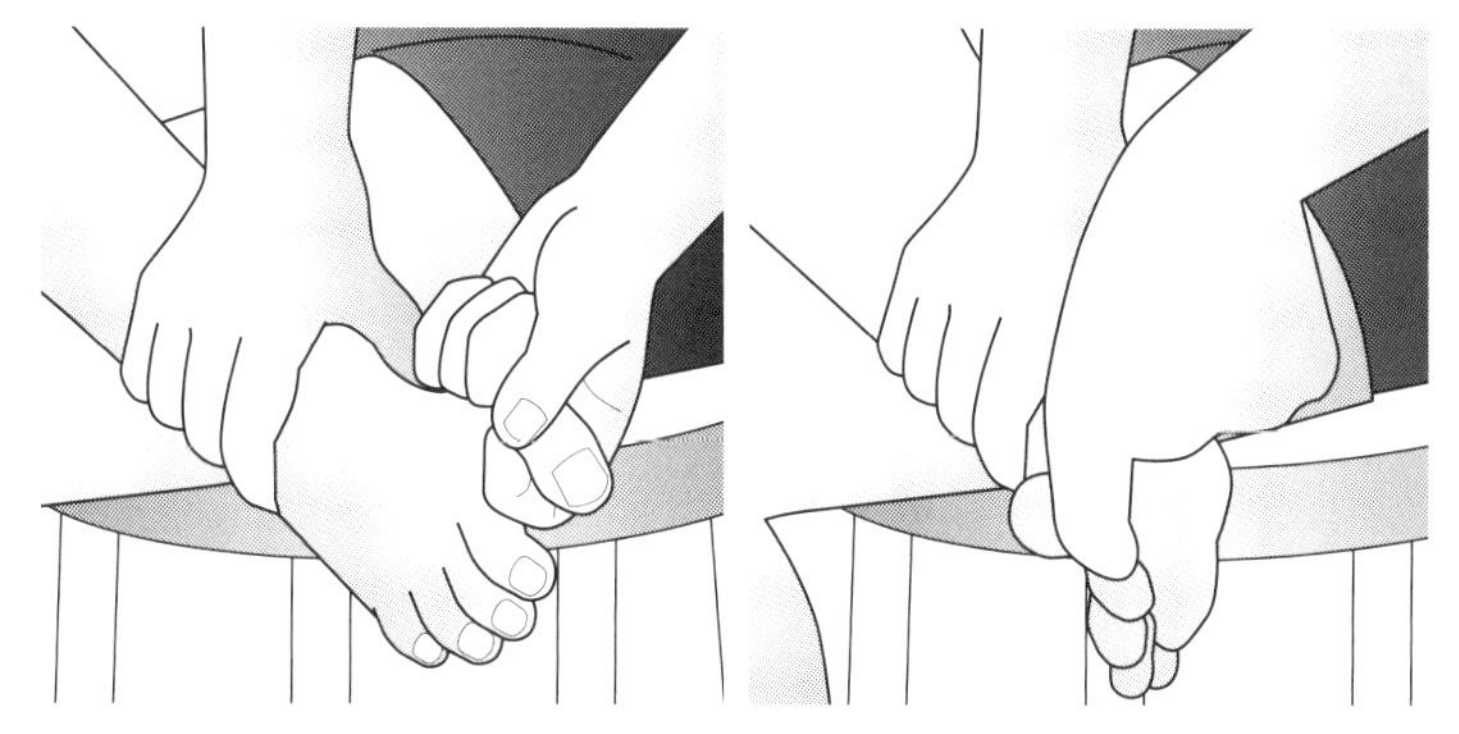

座ったままできる運動③　大の字深呼吸

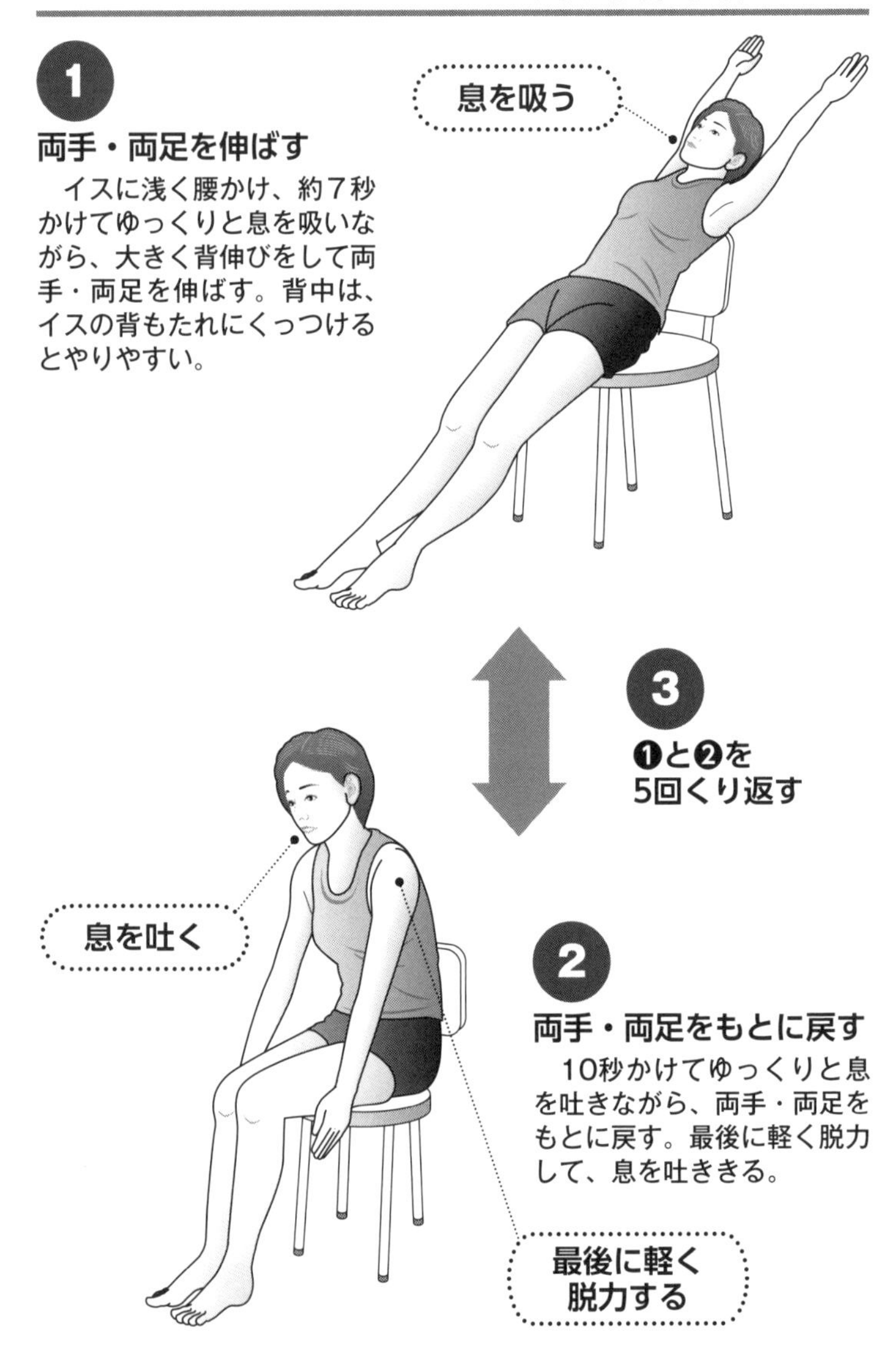

1

両手・両足を伸ばす

　イスに浅く腰かけ、約７秒かけてゆっくりと息を吸いながら、大きく背伸びをして両手・両足を伸ばす。背中は、イスの背もたれにくっつけるとやりやすい。

2

両手・両足をもとに戻す

　10秒かけてゆっくりと息を吐きながら、両手・両足をもとに戻す。最後に軽く脱力して、息を吐ききる。

3

❶と❷を5回くり返す

Q69 立って行う運動はありますか？

立って行う下肢静脈瘤の運動には「かかと上げ」（104ページ参照）、「股関節ストレッチ」（105ページ参照）、「蹴り上げ体操」（106ページ参照）があります。

一つめのかかと上げは、イスの背もたれにつかまって、かかとを上げ下げする運動です。これを行うことでふくらはぎが鍛えられ、筋ポンプ作用が抜群に促されます。

二つめの股関節ストレッチは、左右の足を大きく開いて立ち、背すじを伸ばしたまま腰を下ろす運動です。股関節は、上半身と下半身をつなぐ血流の要所なので、ここをストレッチでほぐすことは下肢静脈瘤の改善にとても重要になります。

三つめの蹴り上げ体操は、イスの背もたれにつかまりながら片足を上げ、後ろに蹴り伸ばす運動です。これ行うことでお尻や太ももの筋肉が鍛えられ、同時に下肢に滞りがちな静脈血の流れを促すことにも役立ちます。

立ちっぱなしは、下肢静脈瘤を引き起こし、症状を悪化させる重大原因です。家事や仕事で立ちっぱなしになることの多い人は、日ごろから下肢の血流を促す、かかと上げなどを意識的に行ってください。

（岩井武尚）

立って行う運動①　かかと上げ

イスの背につかまる

両足を肩幅に開き、イスの背もたれにつかまりながら立つ。このとき、両足のかかとは軽く浮かせる（最後まで浮かせたままにする）。体を固定できるものなら、イス以外にも壁やテーブルなどに手をついて行ってもいい。

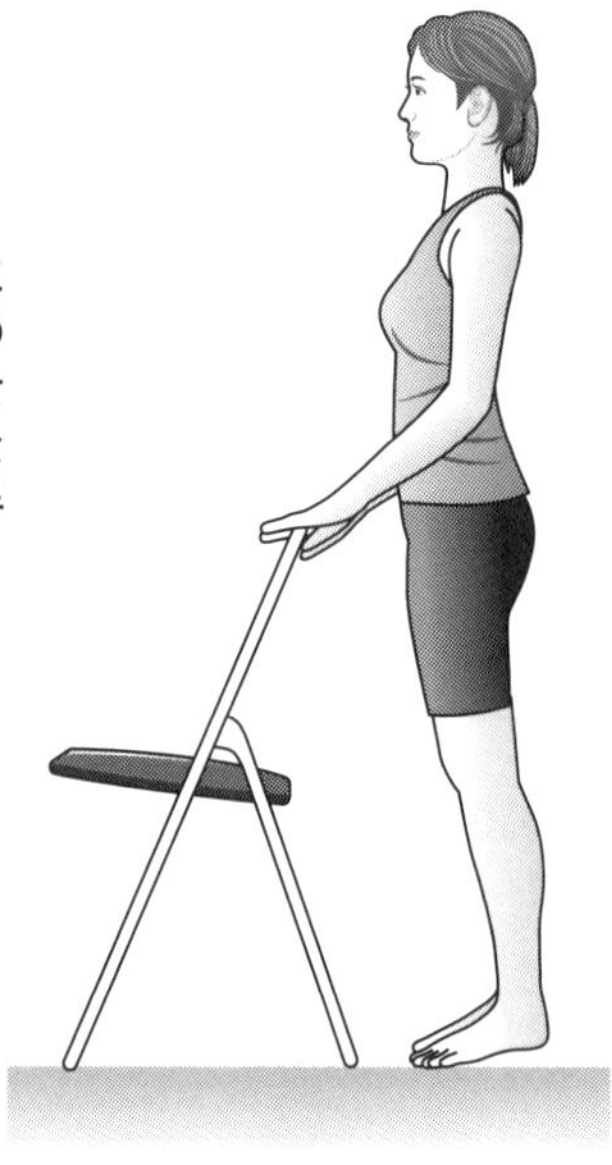

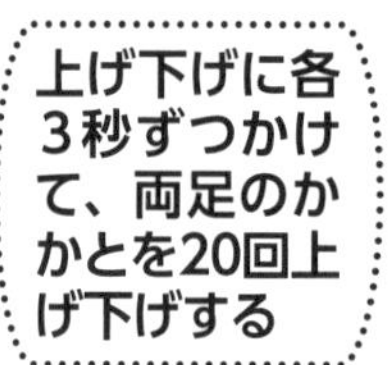

2

かかとを上げ下げする

まず、約3秒かけながら両足のかかとを上げる。次に、同じように約3秒かけて、床にギリギリつかないところまで 両足のかかとを下ろす。これを20回くり返す。

かかとは常に
床から浮かせる

立って行う運動② 股関節ストレッチ

左右の足を大きく広げる

無理のない範囲で両足を大きく広げて立つ。両手は腰に当て、顔は正面に向け、背すじはしっかりと伸ばす。

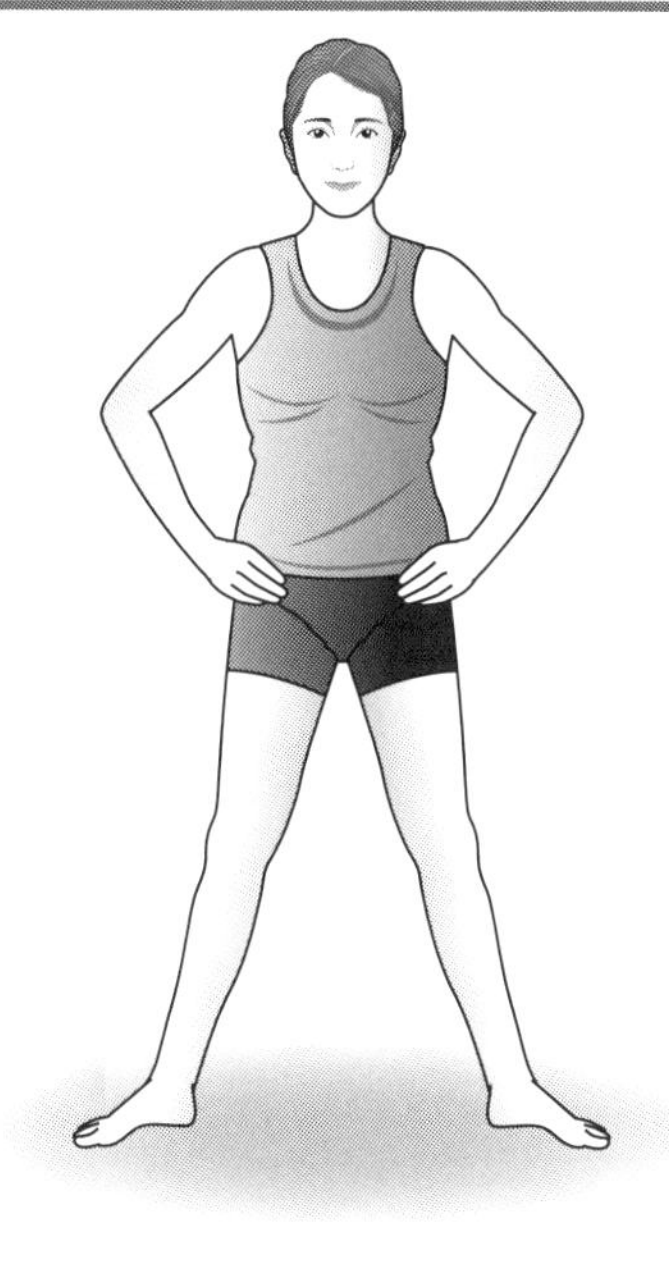

3

❶と❷を
5～10回くり返す

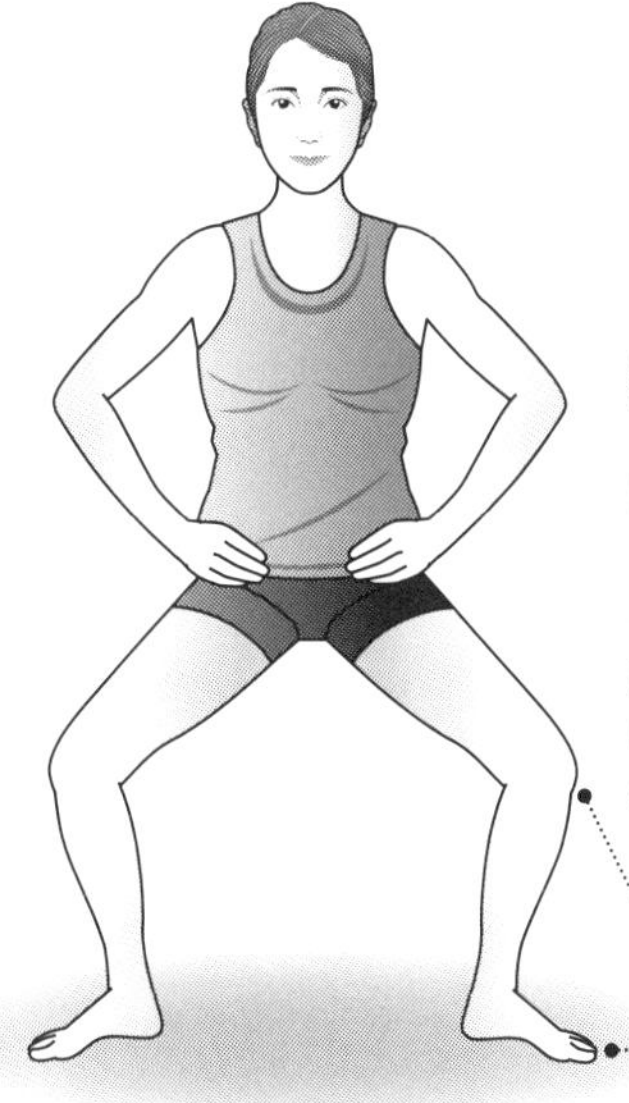

2

ゆっくりと腰を下ろす

上半身が床に対して垂直になるように、背すじを曲げずにゆっくりと腰を下ろす。爪先とひざが同じ向きになるように行わないと、ひざを傷めることがあるので要注意。

ひざの向きは
爪先に合わせる

立って行う運動③　蹴り上げ体操

ひざを曲げて片足を上げる

イスの背もたれに手をかけて体を固定。その状態で、約3秒かけてひざを曲げながら片足を上げる。太ももは床に対して水平になるようにする。

3

❶と❷を
5〜10回くり返す
(両足行う)

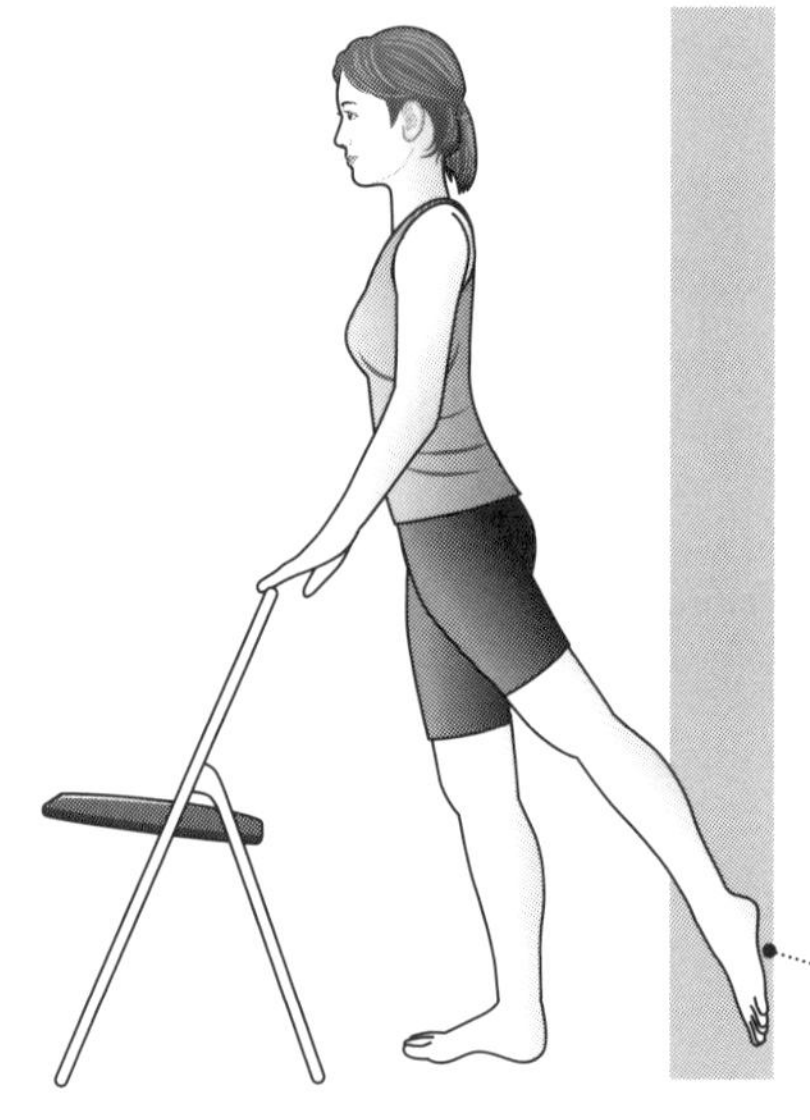

足を後方へ蹴り伸ばす

背すじをまっすぐに伸ばしたまま、約３秒かけて上げた足を後ろへ蹴り伸ばす。このとき体が反りすぎると腰を傷める危険があるので、蹴り伸ばす足の高さはほどほどでいい。足が伸びきったら、再び❶のポジションまで足を上げる。

Q70 運動療法を行うときの注意点はありますか？

下肢静脈瘤の人が運動療法を行う場合、時間帯が重要になります。

就寝中は足と心臓が同じ高さになり、下肢の静脈血はスムーズに流れるため、起床時から昼ごろまでは、あまりうっ血していません。足の静脈が滞るのは、午後から夕方にかけてです。ですから、そのタイミングに運動療法を行えば効果的といえます。

ちなみに、人間の体温は1日の中で変動しており、早朝に最も低く、夜の就寝前に最も高くなります。このことからも、体温が適度に上昇する午後から夕方のタイミングは体が動き、運動に適しているといえるでしょう。

運動療法は、こまめに毎日続けることが大切です。特に、下肢静脈瘤の運動療法は下肢の血流を促すことが目的なので、たまにやるだけでは意味がありません。運動療法を行う時間を決めて実行すれば、毎日続けやすくなるでしょう。

下肢静脈瘤の自覚症状の多くは運動療法で改善しますが、すでに病気が進行していたり、ほかに病気が潜んでいたりすると、十分な効果が得られないこともあります。そのような場合は、速やかに医療機関を受診してください。

（岩井武尚）

Q71 日常生活に運動療法を取り入れるコツはありますか？

ふだん、運動習慣のない人が無理に体操を行っても、なかなか長続きしないものです。

そんな人は、日常生活の中でかかと上げ（104ページ参照）をこまめに行うだけでも、ふくらはぎの筋ポンプ作用を抜群に高められ、下肢静脈瘤の症状改善に効果があります。

家事をしているときやテレビを見ているときなどに、積極的に行いましょう。（岩井武尚）

かかと上げを日常生活に取り入れる

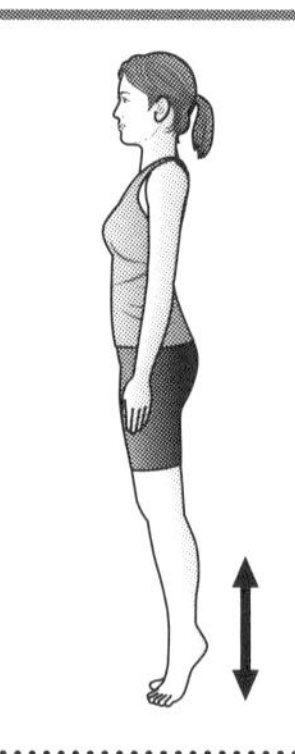

家事をやりながら行う

かかと上げ（Q69参照）は、日常生活のさまざまな場面に取り入れられる。特に、下肢静脈瘤になりやすい女性は、家事をやりながら行うのがおすすめ。食事の支度や皿洗い、洗濯物干しなど、家事のさいに行うといい。

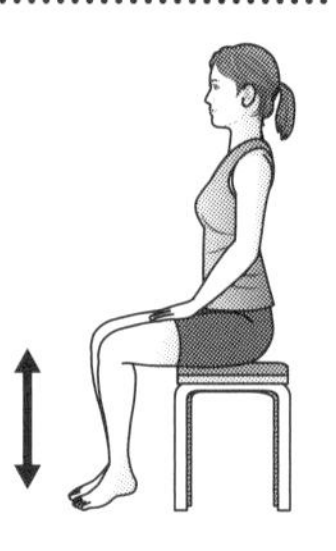

イスに座ってもOK

イスに座っているときにもでき、立って行う場合と同様の効果が得られる。やり方は、約3秒かけてかかとを上げ、約3秒かけてかかとを下ろすことをくり返す。

Q72 股関節や足首を柔軟にする運動を行うのはなぜですか？

下肢静脈瘤の症状を改善するためには、下半身全体の血流をスムーズにして静脈血のうっ滞を解消することが重要になります。

まず、股関節を柔軟にする運動を行うことは、人体最大の筋肉である太ももの筋肉（大腿四頭筋・ハムストリングスなど）や、筋ポンプ作用を発揮するふくらはぎの筋肉（腓腹筋・ヒラメ筋など）を効率よく動かすことにつながります。股関節が硬くて可動域（動く範囲）が狭いと歩幅が狭くなり、下肢の血流にかかわる太ももやふくらはぎの筋肉を十分に動かせないのです。また、鼠径部（足のつけ根の部分）には太い静脈が通っているので、股関節を柔軟にすれば静脈血の流れもよくなります。

次に、足首の動きはふくらはぎの筋肉の収縮・弛緩と連動しています。つまり、足首を動かすことで、自然にふくらはぎの筋ポンプ作用が働くわけです。ですから、足首を柔軟にする運動は、下肢の静脈血の流れを促すふくらはぎの筋ポンプ作用を高めることに役立つといえるでしょう。

（岩井武尚）

Q 73

深い呼吸が有効と聞きました。なぜですか？

足の静脈血の流れは、主にふくらはぎの筋ポンプ作用によって促されます。実は、ほかにも足の静脈血の流れを促す体のしくみがあります。それは「呼吸」です。

私たちが息を吸ったとき、肺がふくらんで胸郭（胸部の骨格）が広がり、胸部の内圧が低下します。それによって、足の静脈を通る血液が引き寄せられ、心臓に戻りやすくなるのです。この働きを「呼吸ポンプ作用」といいます。

呼吸ポンプ作用を高める方法としては「深呼吸」（腹式呼吸・Q122参照）が有効です。腹筋を使って深呼吸すると、息を吸って横隔膜が下がるたびにおなかに圧力がかかって静脈が押され、息を吐くたびに横隔膜が上がって静脈血が心臓へ流れます。

腹式呼吸に慣れていない人は、両手をおなかに当てて腹筋が動いているか確認してみてください。うまくできていれば息を吸ったときにおなかがふくらみ、息を吐いたときにおなかがへこみます。1日5分間、意識的に腹式呼吸をやれば、半年ほどで日常生活の中でも自然にできるようになるでしょう。

（岩井武尚）

Q74 下肢のマッサージがむくみ改善に有効と聞きました。なぜですか？

下肢静脈瘤による下肢のむくみは、静脈血の滞りとともに、血管からしみ出た体液（リンパ液）が脂肪組織にたまることで起こります。ですから、このむくみを改善するためには、下肢の静脈血とリンパ液の流れの両方を促さなければなりません。

そこで有効なのが、下肢のマッサージです。

マッサージが血流改善にいいことは、みなさんもよくご存じでしょう。体を軽くマッサージするだけで、ジワーッと熱を帯びてきます。これは、マッサージを行うことで血行が促されるからです。とりわけ、**足首からふくらはぎの筋肉にかけてマッサージをすれば、筋ポンプ作用が高まり、静脈血が心臓に戻りやすくなります。**

また、マッサージは、リンパ液の流れを促すことにも大変有効です。マッサージをすると余分なリンパ液は静脈に流されるので、速やかにむくみが解消します。最近は、医療用リンパドレナージュといって、マッサージでリンパ浮腫の改善をめざす治療法が、医療従事者の間でも行われています。

（岩井武尚）

Q75 下肢のマッサージのやり方を教えてください。

下肢のマッサージには「鼠径部（足のつけ根の部分）をほぐすやり方」（左ページのイラスト❶）、「両足のひざ裏をほぐすやり方」（同ページのイラスト❷）、「足首からひざ・太もも・鼠径部にかけてほぐすやり方」（同ページのイラスト❸❹）があります。

鼠径部とひざ裏をほぐすやり方は、足の静脈血やリンパ液を流れやすくするための準備運動のようなものです。特に、鼠径部には太い静脈やリンパ節（リンパ液を回収して静脈に戻す器官）があるので重要なポイントといえます。そして、足首からひざ、太もも、鼠径部にかけてほぐすやり方を左右の足で3～5分間行うことで、静脈血やリンパ液の流れがスムーズになります。

くわしいやり方は、それぞれの図を参照してください。

ここでは室内用のイスに座って行うやり方を紹介していますが、入浴中に体を洗うついでに行うのもおすすめです。風呂イスに座り、浴槽のふちに足をかけて行えば、らくにできるでしょう。また、入浴中は体が温まって血行がよくなっているのでマッサージ効果がいっそうアップします。

（岩井武尚）

下肢のマッサージのやり方

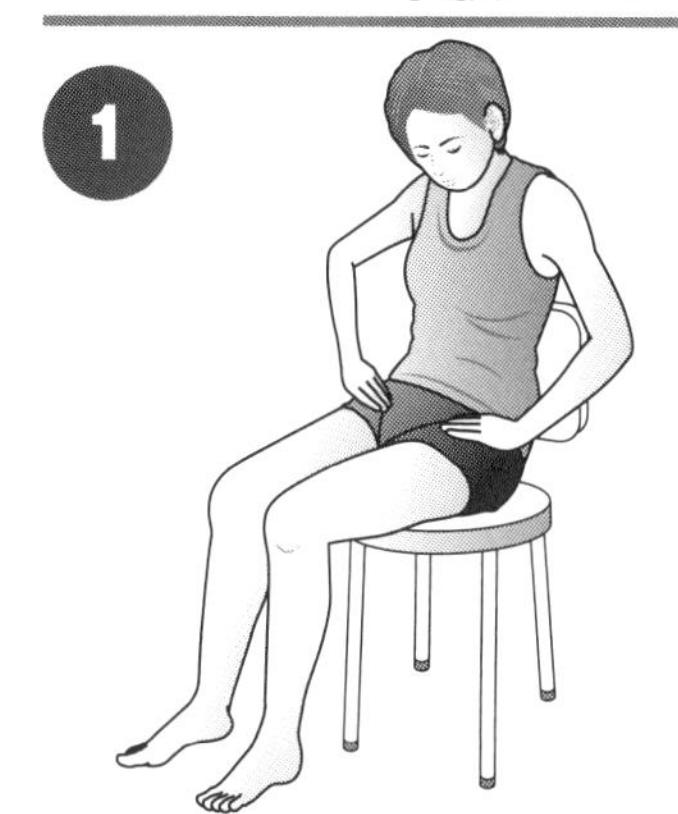

イスに浅く座り、鼠径部（足のつけ根の部分）に両手を置き、4本の指（親指・人さし指・中指・薬指）で約10秒間さする。

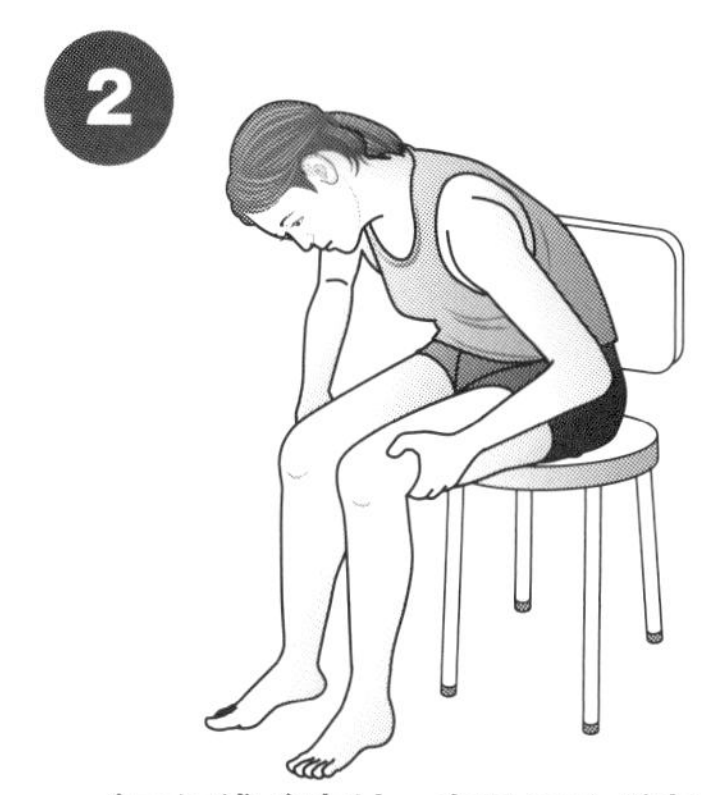

イスに浅く座り、右足のひざ裏を右手で、左足のひざ裏を左手で包み、4本の指（親指・人さし指・中指・薬指）で約10秒間さする。

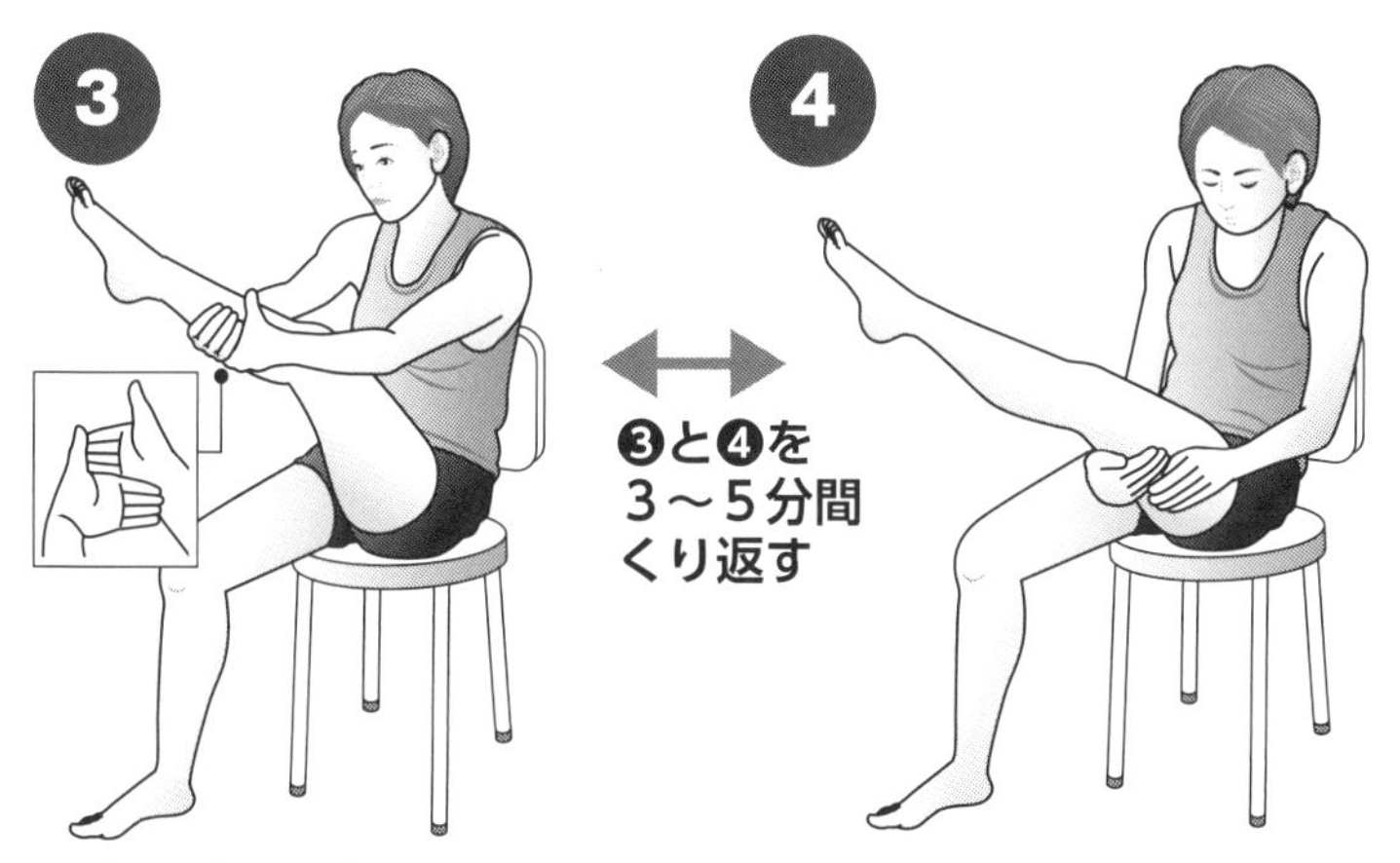

イスに座り、片足をひざの高さ程度まで上げる。そして、両手で足首（できる範囲でOK）を持ち、包み込むように指を密着させる。

足首に当てた手を、ひざ、太ももを経由させて鼠径部まで一気に移動することを3～5分間くり返す(左右の足で行う)。

Q76 弾性ストッキングが有効と聞きました。なぜですか？

「弾性ストッキング」は、下肢（かし）に滞っている静脈血を押し上げて心臓に送り返すことを目的に着用するものです。一般的な女性用ストッキングと違って、弾力性がとても高く、足首に最も強い圧力がかかり、鼠径部（そけいぶ）（足のつけ根の部分）に向かうほど段階的に圧力が弱くなります。こうした特殊構造で下肢のうっ血が改善されるのです。

この弾性ストッキングで下肢の血流を促す治療法を「圧迫療法」といいます。

圧迫療法は、下肢の症状を軽減するために行われ、下肢静脈瘤（りゅう）の患者さんの多くが弾性ストッキングを着用しています。その用途は幅広く、足のむくみや重だるさだけでなく下腿潰瘍（かたいかいよう）（ひざから下の足の皮膚に生じる潰瘍）やうっ滞性皮膚炎の改善、外科治療を受けたあとの回復や合併症（血栓症など）の予防にも役立ちます。

ただし、弾性ストッキングを着用しても下肢静脈瘤は根治せず、病気の進行を抑制するエビデンス（科学的根拠）も今のところ確認されていません。弾性ストッキングは、あくまで下肢の症状を和らげるために用いるものです。

（森田一郎）

Q77 弾性ストッキングはどのようなものを選ぶといいのですか？

弾性ストッキングを選ぶさいには、「タイプ」「サイズ」「圧迫圧」がポイントになります。

まず、弾性ストッキングのタイプには、主にひざ下まで覆うハイソックスタイプ、太ももまでを覆うストッキングタイプ、おなかまでを覆うパンストタイプなどがあります。

また、爪先（つまさき）が覆われているタイプ、爪先が露出しているタイプに分かれます。

通常は、履くのが比較的らくなハイソックスタイプを選びます。どのタイプを選んでもかまいませんが、履きやすい弾性ストッキングを選ぶことが圧迫療法を長く続ける秘訣（ひけつ）になります。

弾性ストッキングの主なタイプ

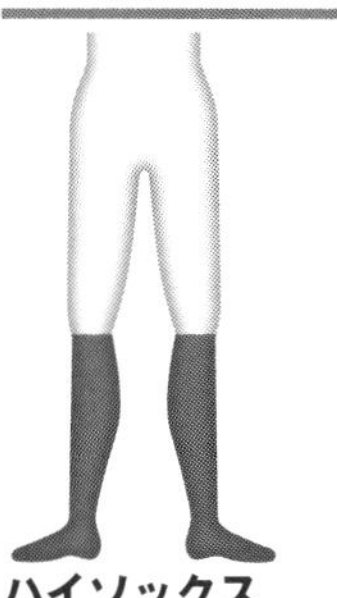

ハイソックスタイプ
履くのが比較的らくで、着用時の不快感も少ない。

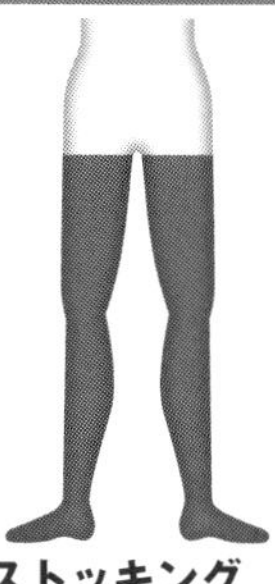

ストッキングタイプ
履くのが比較的らくで太ももを圧迫できる。

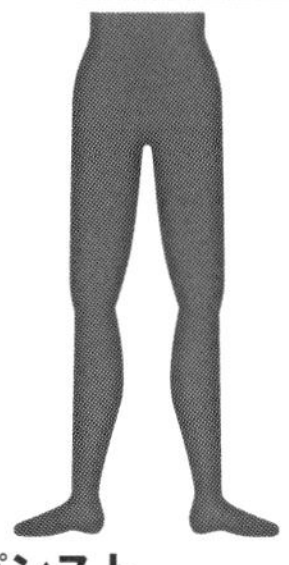

パンストタイプ
ずり落ちにくく食い込みにくいが、履くのは大変。

症状改善が期待できる圧迫圧（足首部）の目安

圧迫圧	弾性ストッキングの着用で期待できる効果
弱圧 (20mmHg未満)	血栓症の予防、ストリッピング手術後の回復、下肢静脈瘤の予防
弱中圧 (20～30mmHg)	下肢静脈瘤（軽症）の症状改善、小静脈瘤で硬化療法を行ったあとの回復
中圧 (30～40mmHg)	下肢静脈瘤（中等症以上）の症状改善、硬化療法を行ったあとの回復
強圧 (40mmHg以上)	皮膚病変がある下肢静脈瘤の症状改善

次に、サイズは、基本的には足首の太さを測定して、S～Lの中から選びます。メーカーによってサイズの基準が違うので、購入前に必ずパッケージに表示されている実際の大きさを確認する必要があります。

圧迫圧は、上の表のように弱圧（20mmHg未満）、弱中圧（20～30mmHg）、中圧（30～40mmHg）、強圧（40mmHg以上）に分かれており、それぞれ下肢静脈瘤の治療で期待できる効果は違っています。ふつうは、弱圧か弱中圧から始め、効果を確かめながら徐々に圧迫圧の高いものに替えます。

圧迫療法を行うときは、どの圧迫圧の弾性ストッキングが自分の症状改善に適しているのかを、主治医に確認してください。また、医療機関によっては、日本静脈学会が認定する「弾性ストッキング・コンダクター」という専門家がいる場合もあります。どのような弾性ストッキングを選べばいいかわからない人は、主治医やこの専門家に相談してください。

（森田一郎）

Q78 弾性ストッキングの正しい履き方を教えてください。

弾性ストッキングは、圧迫圧が強いので非常にきつく、正しい履き方を身につけないと簡単には着用できません。弾性ストッキング（利用者の多いハイソックスタイプ）の正しい履き方については、118ページの図を参照してください。

ポイントは、弾性ストッキングを半分くらい裏返した状態で足を入れること、足のかかとと弾性ストッキングのかかとの部分を合わせたあとにたくし上げることです。慣れてくれば、30秒くらいで履けるようになるでしょう。

受診している医療機関に「弾性ストッキング・コンダクター」がいれば、正しい履き方や、着用時に起こるトラブルの解決法を指導してもらえます。

どうしてもうまく履けない人は、弾性ストッキングの装着補助器具を使うといいでしょう。現在、装着補助器具には、さまざまなタイプがあります。どれを使えばいいのかわからない人は、主治医や弾性ストッキング・コンダクターに相談して決めてください。

（森田一郎）

弾性ストッキング（ハイソックスタイプ）の履き方

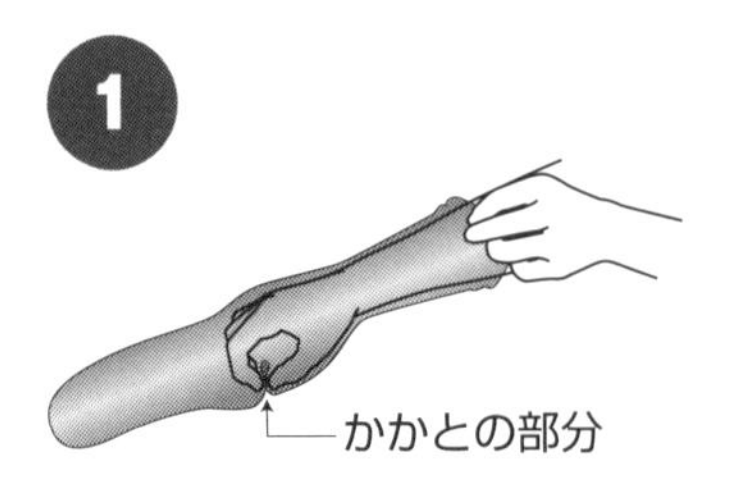

ストッキングの中に片手を入れ、かかとの部分を内側からつまむ。もう片方の手は、履き口を持つ。

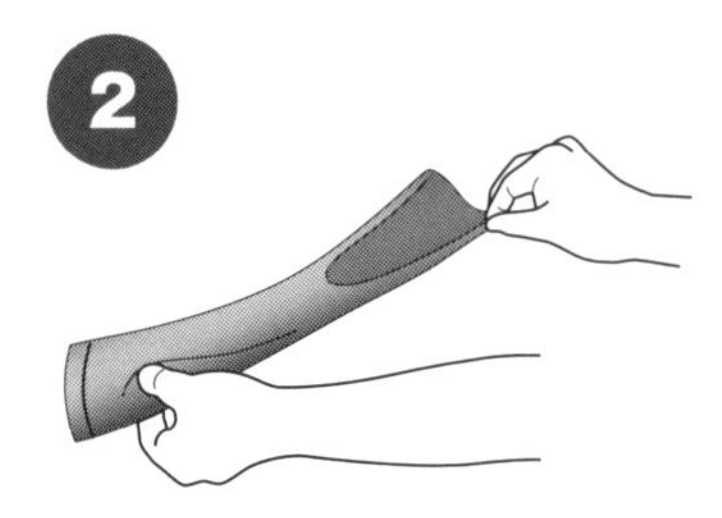

かかとの部分をつまんだまま片手を引き、ストッキングをかかとの部分まで裏返す。

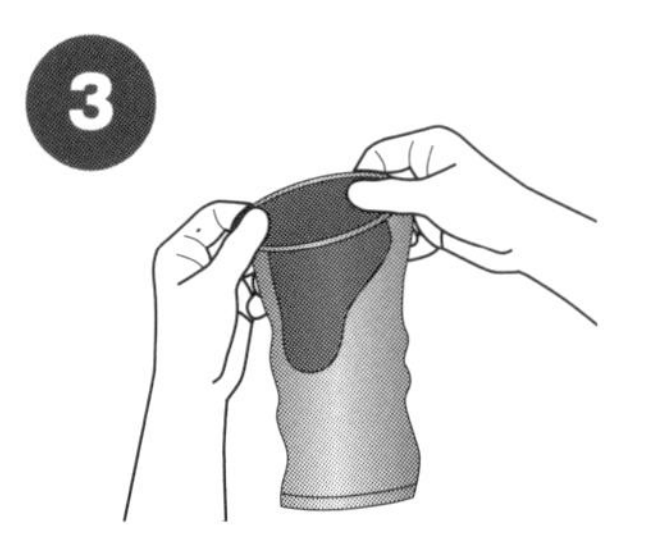

裏返したかかとの部分が下になるように、両手でストッキングの履き口を持ち、左右に広げる。

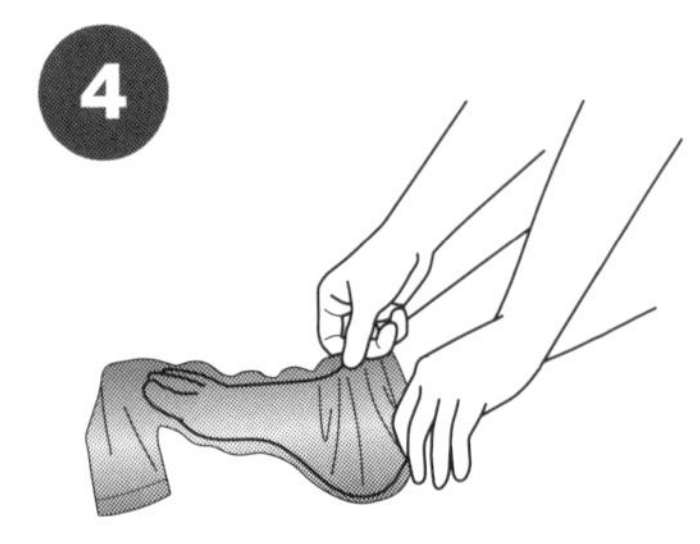

履き口に足先からかかとまでを入れ、足のかかとをストッキングのかかとの部分に合わせる。

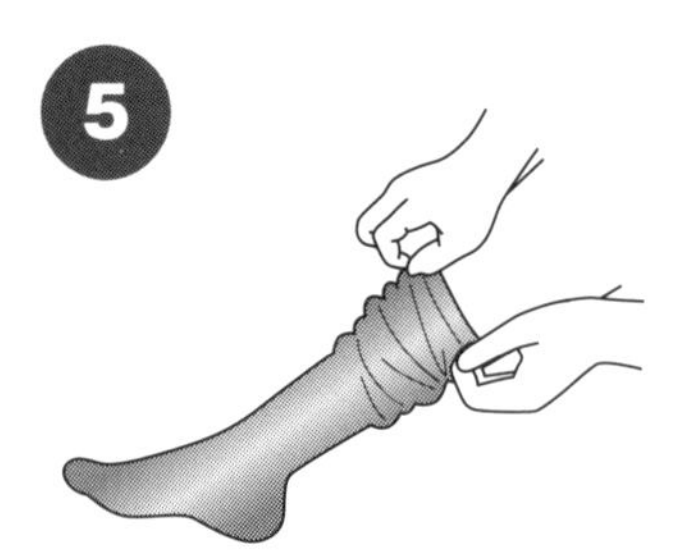

裏返したストッキングの端を両手で持ち、足首からふくらはぎにかけてたくし上げる。

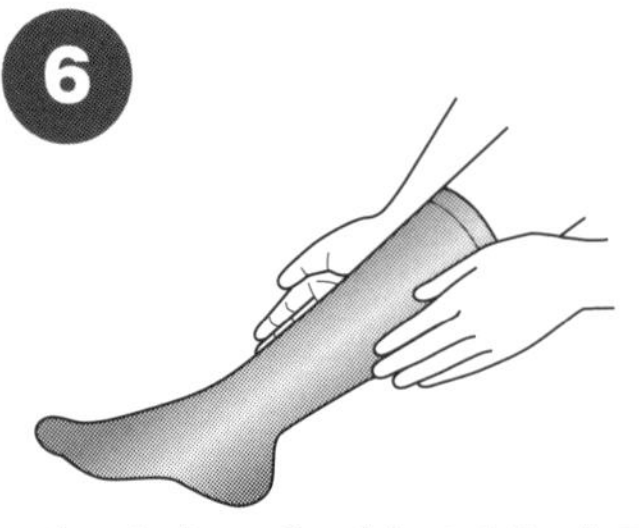

シワになっているところや、たるんでいるところを手でならし、ストッキング全体を足に密着させる。

Q79 弾性ストッキングの正しい使い方や注意点を教えてください。

弾性ストッキングは毎日履くものなので、2～3着はそろえておき、まめに洗濯をしましょう。ただし、自動洗濯機を使うと弾性ストッキングが伸びてしまうこともあります。ですから、ぬるま湯でやさしく手洗いをしてください。脱水は乾いたタオルで包んで水けを取り、風通しのいい場所に陰干しをしましょう。

弾性ストッキングは使っているうちに圧迫圧が弱くなります。ゆるくなったら買い替えてください。ちなみに、**サポーターは弾性ストッキングの代わりにはなりません。むしろ足の一部を締めつけ、症状が悪化することがあるので使わないでください。**

弾性ストッキングの着用がすすめられるのは足に自覚症状があって外科治療をまだ受けていない人や、妊娠中の女性です。外科治療を受けたり、出産したりして下肢静脈瘤(りゅう)が消失したら弾性ストッキングを着用する必要はありません。

また、足に自覚症状のない網目状静脈瘤や、クモの巣状静脈瘤の患者さんは、弾性ストッキング着用の効果がないので圧迫療法の適応にはなりません。

（森田一郎）

Q80 弾性ストッキングは睡眠中も履いたほうがいいのですか?

弾性ストッキングは、原則として日中の起きている時間帯に着用します。ですから、就寝中に履く必要はありません。

下肢(かし)がうっ血するのは、起きているときに重力の作用で静脈血が心臓に戻りにくくなるからです。就寝中は心臓と足の高さが同じになり、下肢の静脈血は重力に妨げられることなくスムーズに流れます。病気が進行している人でも足の下にクッションなどを置いて位置を少し高くすれば、下肢のうっ血をある程度は防げます。

ですから、**弾性ストッキングは朝起きたときに着用し、入浴するときに脱ぐようにしましょう。**皮膚がかぶれやすい人は、もっと早く脱いでもかまいません。

なお、夜用の着圧ストッキングという市販品がありますが、これは下肢静脈瘤の圧迫療法で使う医療用の弾性ストッキングとは違い、圧迫圧の弱いものです。なんらかの事情で日中に弾性ストッキングを着用できない人や、ひと晩寝ても足のむくんだままの人は、夜用の着圧ストッキングを試してもいいでしょう。

(森田一郎)

Q81 弾性ストッキングを履いてはいけない人もいるそうですが、どんな人ですか?

圧迫療法は、静脈のうっ血を改善するのに有効な治療法ですが、患者さんによっては弾性ストッキングを着用してはいけない人もいます。

第一に注意しなければならないのは、**動脈血行障害**（閉塞性動脈硬化症など）の人です。下肢を通る動脈の血流が滞っている状態で弾性ストッキングを着用すると、血行障害がさらに悪化してしまうおそれがあります。

第二に、**糖尿病で足に神経障害のある人**も気をつけなければなりません。神経障害の人が弾性ストッキングを着用すると、足への圧迫による発赤や食い込みに気がつかず、糖尿病足病変（足の潰瘍・感染症など）が起こることがあります。

第三に、**うっ血性心不全の人**が弾性ストッキングを着用すると、下肢から心臓に戻る血流量が増え、心臓に大きな負担がかかるので危険です。

ほかにも、急性期の深部静脈血栓症の人は、弾性ストッキングを履くと痛みが増すうえ、肺血栓塞栓症を起こす可能性があります。

（森田一郎）

Q 82

下肢静脈瘤を治療する内服薬はありますか?

下肢静脈瘤（かしじょうみゃくりゅう）は、静脈血の逆流を防ぐ静脈弁が壊れることで発症する病気ですが、そうした血管の異常を内服薬で治すことはできません。治療では、保存的療法で症状を低レベルに抑えるか、外科治療で異常のある血管を除去することになります。

とはいえ、補助的に次のような内服薬が処方されることがあります。

●鎮痛薬……痛みが強いときや、外科治療後に麻酔が切れたら用いる（ロキソニンなど）

●抗生物質……外科治療後、感染症防止のために処方される（フロモックスなど）

●抗凝固薬……外科治療後は血栓ができた場合に、血栓を溶かすための薬が処方される（ワーファリン、イグザレルトなど）

●ステロイド薬……患部に炎症がある場合に用いる（プレドニンなど）

●胃腸薬……ほかの薬の副作用から胃を守るために服用する（セルベックスなど）

ほかにも、皮膚に潰瘍（かいよう）がある場合には塗り薬（リフラップなど）が処方されることもあります。これらの薬は、あくまで対症療法として用いられており、下肢静脈瘤の根治を目的とするものではありません。

（森田一郎）

第5章

手術・レーザー・注射治療についての疑問18

Q83 手術をする前にはどんな検査が行われますか？

下肢静脈瘤の外科治療には、手術のほかに血管内治療（Q85・89・90参照）、硬化療法（Q97参照）などがあります。これらの外科治療を行う前には、安全に施術するために、術前に血液検査がいくつか行われます。具体的には次のとおりです。

●**血液一般検査**……血液を採取して赤血球・白血球・血小板の量などを調べる。主に貧血ではないか、多血（血液がつまりやすい状態）ではないかを確認する。

●**凝固検査**……血液の固まりやすさを調べる。

●**生化学検査**……血液を有形成分（赤血球・白血球・血小板）と無形成分（血清）に分離し、血清中の物質を分析。糖尿病の有無や肝機能、腎機能の異常を判定する。

●**感染症検査**……血液中の抗体（病原体と闘う物質）の有無やその量から、感染症（B型肝炎・C型肝炎など）にかかっていないか、免疫異常ではないかを判断する。

これらの血液検査の結果が出るまでに1～2日かかります。ほかにも、心臓の異常を調べるために心電図検査や胸部レントゲン検査などを行うことがありますが、下肢静脈瘤の検査は超音波検査（Q54参照）につきます。

（森田一郎）

Q84 手術にはどのような種類がありますか？

下肢静脈瘤の手術には、「ストリッピング手術」（Q91参照）、「高位結紮術」（Q94参照）があります。静脈瘤が太くて蛇行しているような血管内治療が適さない場合には、これらの手術が検討されます。

とはいえ、下肢静脈瘤の手術が外科治療の中で占める割合は外来（日帰り）で1割程度、入院で2割程度です。現在、下肢静脈瘤の大半は、手術に比べて患者さんの体力的な負担が小さい血管内治療、硬化療法が選択されています。

とりわけ、**下肢静脈瘤の外科治療のメインは、血管内を焼灼または接着してふさぐ血管内治療です。**血管内治療には「血管内レーザー治療」（Q85参照）、「高周波治療」（Q89参照）、「グルー治療」（Q90参照）などがあります。

また、細い静脈瘤の場合には、血管内に薬剤を注入して固まらせる「硬化療法」（Q97参照）が主に行われます。

いずれの外科治療も日帰りで受けられますが、静脈瘤の状態や患者さんの体調によっては入院しなければならないこともあります。

（森田一郎）

Q85 日帰りで受けられる「血管内レーザー治療」が注目されていますが、どんな治療法？

血管内治療のメインである「血管内レーザー治療」は、血管の中に光ファイバーを挿入して、内側からレーザーで血管を焼いてふさぐ治療法（専門的には血管内焼灼術）という）です。患者さんの体力的な負担が軽く、日帰りで受けられ、治療後の回復が早いことから、今では直径10ミリ未満の伏在型静脈瘤を根本治療する場合の第一選択肢になっています（血管焼灼術のガイドラインでは静脈径の基準を設けていない）。

では、血管内レーザー治療の手順を説明しましょう。まず、静脈に針を刺し、その穴からシースという細い管を挿入。次に、シースの中に光ファイバーを通して照射部位まで到達させ、静脈の周囲に局所麻酔をします。そして、シースと光ファイバーを同時に少しずつ引き抜いて移動させながら（1秒間に1ミリ程度）、レーザーを照射してダーゲットの静脈を焼灼するのです。皮膚の近くまでレーザーを照射したら、あとはシースと光ファイバーを静脈から抜去して治療は終了です。

所要時間は30分程度（片方の足の場合）で、治療中に痛みはほとんど感じません。

血管内レーザー治療とは

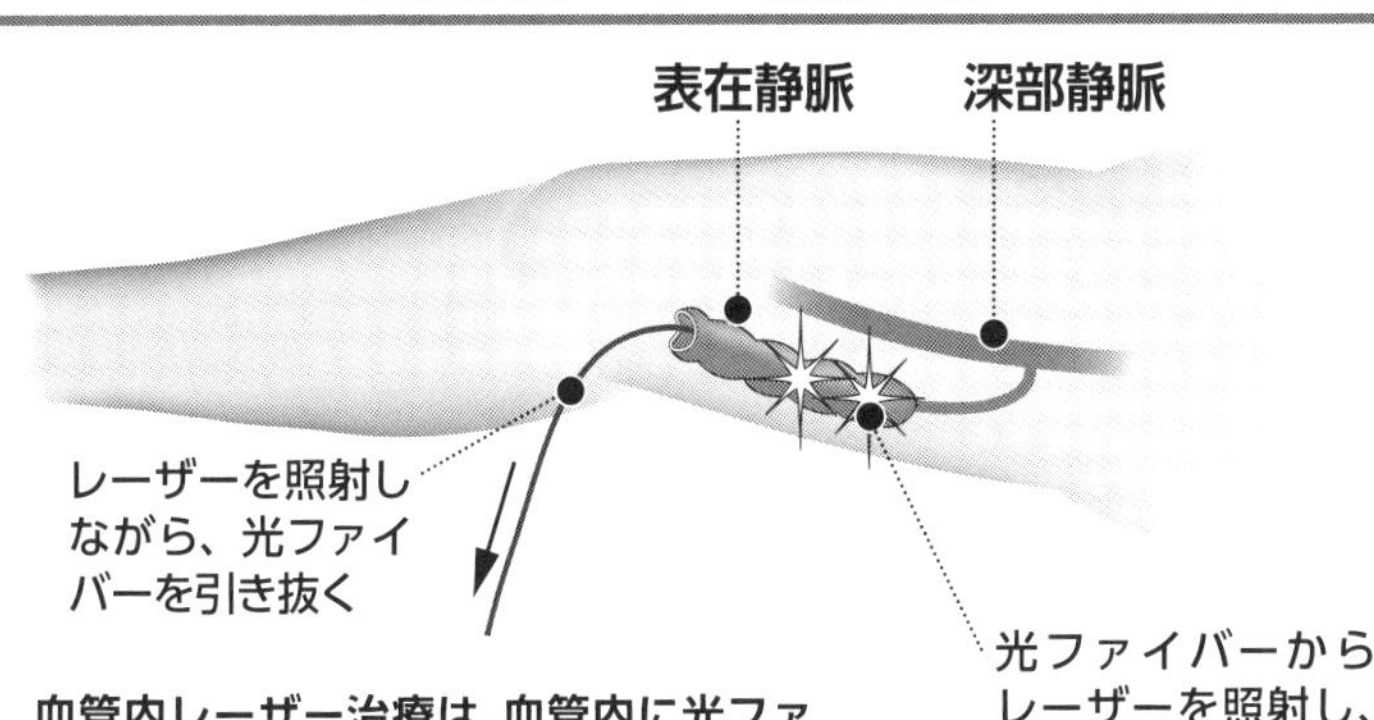

血管内レーザー治療は、血管内に光ファイバーを挿入し、異常のある表在静脈の内側を焼灼する治療法。局所麻酔で施術できるため、日帰りで受けられる。最近は、皮下出血が起こりにくく痛みが少ない波長1470ナノメートルタイプが主流。

また、手術のように大量出血するような心配もありません。基本的に、治療後はすぐに歩くことが可能です。

現在、保険適用の血管内レーザー治療に用いられているファイバーには、波長980ナノメートル（ナノメートルは10億分の1メートル）のタイプと波長1470ナノメートルのタイプがあります。波長の長いほうが治療後の痛みが少なく、皮下出血も起こりにくいため、最近は波**長1470ナノメートルのタイプが血管内レーザー治療の主流**になっています。

現在、保険適用外の波長2000ナノメートルのタイプもありますが、静脈閉塞（へいそく）率は1470ナノメートルのタイプに劣り、多くの伏在型静脈瘤は、こちらの保険適用のタイプで十分に治療できます。

（森田一郎）

Q86 血管内レーザー治療が向かないケースがあるそうですが、どんな場合ですか?

血管内レーザー治療に向いているのは、静脈瘤(りゅう)が生じている血管の太さが20ミリ未満で、大きく蛇行していない伏在型静脈瘤の患者さんです。

そのため、血管の太さが20ミリ以上の人、静脈の高度な蛇行や部分的閉塞(へいそく)、血管内腔(ないくう)の索状(さくじょう)(ひものような)組織などによってシース(Q85参照)が挿入できない人、網目状静脈瘤やクモの巣状静脈瘤のように細い静脈瘤の人は、血管内レーザー治療の適応にはなりません。また、高ホモシステイン血症などの血液が固まりやすい人、特定の薬(ピルやステロイドなど)を服用している人、局所麻酔ができない人、深部静脈血栓症の人、妊娠あるいは授乳中の人、歩行困難の人も、この治療を受けることができません。

血管の太さが20ミリ以上あったり、大きく蛇行していたりする場合は手術を検討することになります。また、細い静脈瘤は、血管内レーザー治療よりも患者さんの体力的な負担が小さい硬化療法(Q97参照)で治療できます。

(森田一郎)

Q87 血管内レーザー治療で焼灼した血管は体内に残る心配はないのですか？

血管内レーザー治療で伏在静脈の内側を焼いてふさぐと静脈は血液が流れなくなり、しだいに線維化して体に吸収され、3～6ヵ月ほどで消失します。ですから、治療後に焼いてふさいだ血管が体内にそのまま残るようなことはありません。

しかも血管内レーザー治療の5年後の非再発率は95・4％で、ストリッピング手術（Q91参照）の75・7％よりも高く、治療成績がいいことを示しています。つまり、血管内レーザー治療を受けると静脈瘤（りゅう）は跡形もなく消え、ほとんど再発もないのです。

ただし、焼灼（しょうしゃく）した血管は消失するまでに時間がかかります。そのため、すぐに静脈瘤を消し去りたい場合は、血管内レーザー治療と併せて「スタブ・アバルジョン法」という簡単な手術が行われます。この手術では、レーザーで焼いた血管の枝を1～3ミリの切開口から抜き出して切除します。レーザー治療後の40～50％で側枝静脈瘤の追加治療が必要となるので、局所麻酔で行え、縫合の必要もないことから、スタブ・アバルジョン法は血管内レーザー治療と同時に行われることが一般的です。（森田一郎）

Q88 血管内レーザー治療を受けると、どれくらいで血管が目立たなくなりますか？

血管内レーザー治療を受けても、スタブ・アバルジョン法（Q87参照）を併用しなければ、静脈瘤が目立たなくなるまで3～6ヵ月ほどかかります。レーザーで焼いた血管が体に吸収されて消失するまで、それくらいの時間を要するのです。

また、足のむくみや重だるさなどの自覚症状も、改善するまで3ヵ月くらいかかります。特に、静脈瘤が大きい人、静脈瘤の数が多い人ほど、見た目の異常や自覚症状は、なかなかスッキリとよくなりません。そのため、通常、血管内レーザー治療を受けたあとは弾性ストッキングを着用し、1年ほど定期的に医師に経過を見てもらう必要があります。3ヵ月以上たっても静脈瘤が小さくならなければ、追加の治療として硬化療法（Q97参照）を行うことがあります。

ところで、進行した下肢静脈瘤の場合、血管内レーザー治療を受けても色素沈着で皮膚が変色することがあります。この色素沈着による皮膚の変色は、薄くなるまで5年くらいかかる場合もあります。

（森田一郎）

Q89 「高周波治療」はどのような治療法ですか？

血管内治療には、血管内レーザー治療のほかにもいくつかの手法があります。その一つが、血管内レーザー治療と同じように血管の内側を焼いてふさぐ血管焼灼術の「高周波治療」（ラジオ波治療ともいう。18ミリ以下の伏在静脈に適応）です。

高周波治療は、カテーテルを用いた血管焼灼術であることから、患者さんの体力的な負担は軽く、日帰りで受けられる点で血管内レーザー治療とよく似た特徴があります。ただし、レーザーを照射するのではなく周波数30～300メガヘルツの電磁波を流し、熱を発生させて血管を焼灼します。

そもそも、高周波治療は血管内レーザー治療よりも先に開発されたのですが、血管を焼いてふさぐ性能が不十分だったため、あまり普及しませんでした。その後、改良されて血管内レーザー治療（波長980ナノメートルのタイプ。ナノメートルは10億分の1メートル）と同じ血管の閉塞率を実現した高周波治療が登場し、2014年に日本で健康保険の適用になったのです。すでに米国では、高周波治療が広く普及しており、下肢静脈瘤の治療を受けている患者さんの約半数がこの治療法を選択しています。

では、高周波治療のやり方を説明しましょう。まず、静脈に細い針を刺し、その穴からカテーテルという細い管を入れ、静脈の周囲に局所麻酔をします。次に、挿入したカテーテルの端を高周波発生装置につなぎ、電磁波を流して血管の内側を焼灼。カテーテルの先端から7チセン分を一度に焼け、20秒たったら自動で電磁波が止まるしくみになっています。そこで、一度焼いたらカテーテルを7チセン分引き抜いてずらし、再び電磁波を流して血管の内側を焼灼することを何度かくり返します。皮膚の近くに達したら、カテーテルをすべて抜去して治療は終了です。

高周波治療では、治療中や治療後に痛みを感じることは少なく、皮下出血はほとんどありません。また、日帰りで受けられ、治療後はすぐに歩けるようになります。

なお、血管内レーザー治療と同様に高周波治療も、すぐに静脈瘤を消し去りたい場合は、スタブ・アバルジョン法（Q87参照）を併用して焼灼した血管を抜き取って切除します。高周波治療は血管内レーザー治療と共通点が多く、治療費はほとんど同じで、効果・合併症にも優劣はないと考えられています。

先述のように高周波治療は、米国で実施件数の多い治療法なので、安全性や信頼性は高いといえます。受診先の医療機関が高周波治療を行っているなら、主治医にくわしくたずねてみるといいでしょう。

（森田一郎）

Q90 「グルー治療」はどのような治療法ですか？

「グルー治療」も血管内治療の一つです。しかし、血管内レーザー治療や高周波治療と違って、血管に瞬間接着剤（シアノアクリレート）を注入してふさぎます。

治療の手順は、まず、静脈にシースという細い管を挿入し、足のつけ根の深部静脈の手前5㌢まで到達させます。次に、ディスペンサガンという注入器を使って瞬間接着剤をカテーテルから静脈にごく少量流し入れ、皮膚の上から静脈を超音波の器具と手で押しつぶします。これを、3㌢ずつ位置をずらしながらくり返すのです。そして、挿入部から5㌢手前までやったら、カテーテルを抜去して治療は終了になります。

グルー治療の利点は、**熱を使わないので静脈への影響や痛みが非常に少なく、局所麻酔が不要なこと**です。日帰りで受けられ、治療後に弾性ストッキングを着用する必要もなく、血管内レーザー治療や高周波治療では難しい部位の治療にも対応できます。ただし、術後1～2週間で皮膚に発赤（ほっせき）・腫脹（しゅちょう）の出現が5～20％の人に認められます。

グルー治療は、2019年に保険適用になった新しい治療法です。高額な治療機器は必要ないので、今後全国に普及するのではないかと期待されています。（森田一郎）

Q91 根本的な治療法といわれる「ストリッピング手術」はどんな手術法ですか？

現在、下肢静脈瘤の外科治療の主流は、血管内レーザー治療や高周波治療などの血管内治療です。しかし、静脈瘤の血管の太さが20ミリを超えていたり、浮き出た血管がひどく蛇行していたりする患者さんは血管内治療の適応になりません。

その場合は、「ストリッピング手術」が検討されます。ストリッピング手術は、逆流防止用の静脈弁が壊れている表在静脈を引き抜いて取り去る手術法です。

やり方は、まず、患者さんに部分麻酔か全身麻酔をかけてから、鼠径部（足のつけ根の部分）とひざ下の2ヵ所をメスで1〜3センチほど切開。次に、鼠径部の切開口から静脈内に細いワイヤー（ストリッパーという）を挿入し、ひざ下の切開口から引き出します。そして静脈瘤のある伏在静脈にワイヤーをしばり、強く引っぱって引き抜きます。あとは、出血が止まるまで足を圧迫し、切開口を縫合して包帯を巻けば終了になります。

ストリッピング手術の所要時間は1時間程度です。通常、全身麻酔で手術を行う場合は、2〜3日の入院が必要になります。また、麻酔が切れると切開した傷口が痛む

ストリッピング手術とは

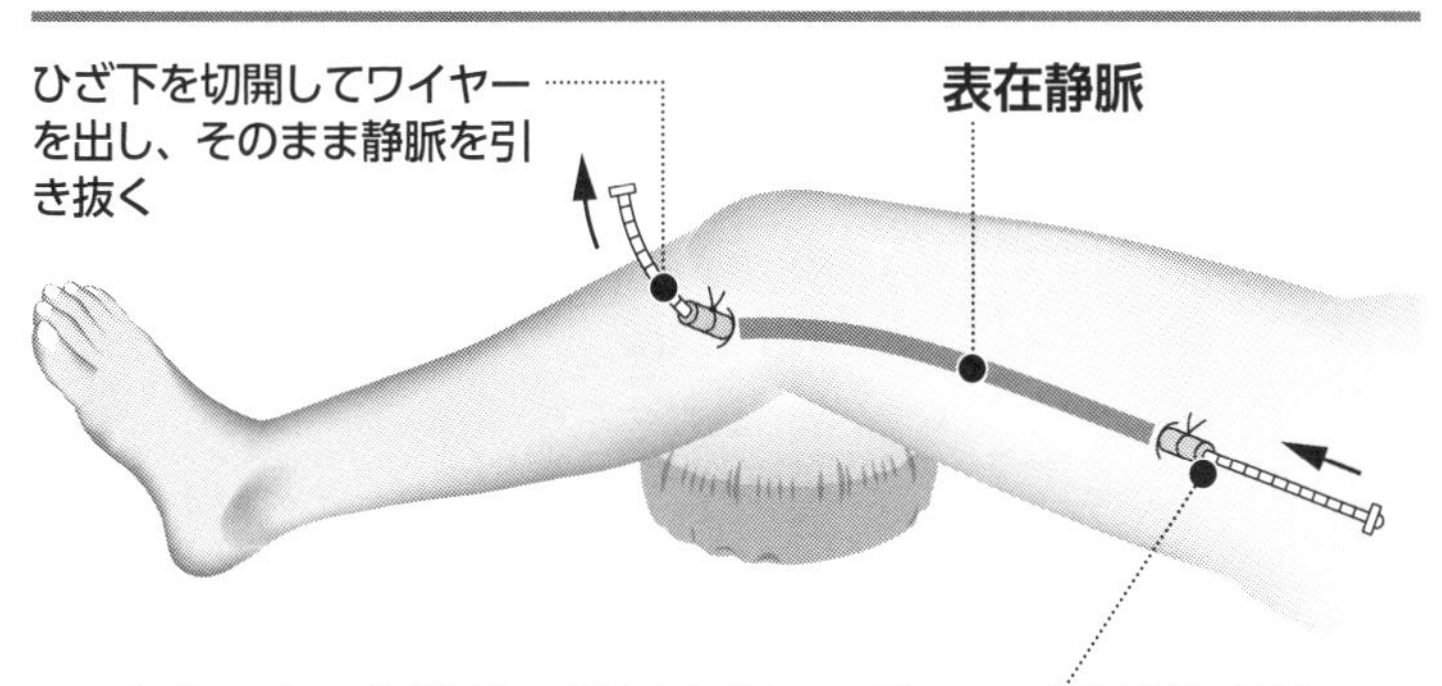

ストリッピング手術は、鼠径部（足のつけ根の部分）から挿入したワイヤー（ストリッパー）をひざ下まで通し、静脈瘤にしばって引き抜く手術法。全身麻酔で行った場合は入院が必要になるが、局所麻酔で行えば日帰り手術も可能。

ので数日ほど鎮痛薬を服用しなければならず、手術後、合併症やむくみを防ぐために弾性ストッキングの着用がすすめられます。皮下出血であざが生じることがありますが、数週間で消えるので心配はいりません。

ストリッピング手術は、比較的体の負担が小さいのに長期の成績がよいことが利点といえるでしょう。退院後は、デスクワークのような仕事ならすぐに職場復帰できます。最近は、TLA麻酔（局所麻酔）や神経ブロック麻酔で行うストリッピング手術も行われており、これなら日帰りで受けることができます。

なお、ストリッピング手術には健康保険が適用されます。（孟 真）

Q92 ストリッピング手術は安全な治療法だそうですが、注意点はありますか？

ストリッピング手術は、100年以上前から実施されている古典的な手術法です。長い歴史がある分、効果や安全性はある程度、担保されているといっていいでしょう。近年は、さまざまな改良が加えられ、これまで以上に低侵襲で安全になっています。ただし、いくつか注意しなければならない点があります。

一番の問題点は、**血管を引き抜くさいに神経を傷つけてしまうおそれがあることで**す。伏在静脈の近くには神経が併走しています。そのため、異常のある伏在静脈を引き抜いたときに周囲の神経が傷つき、感覚が鈍るなどの神経障害が後遺症として残ることがあるのです。これは、ひざ下部半分の大伏在静脈を温存することで防げるといわれています。

ほかにも、**手術後に痛みや皮下出血を伴ったり、切開口の傷跡が後々目立ったり、合併症として血栓症が起こったりすること**があります。大きな合併症はまれですが、あらかじめ、これらのリスクに同意したうえで手術を受けることになります。

（孟　真）

Q93 ストリッピング手術には新しい術式があると聞きました。くわしく教えてください。

Q92で説明したように、ストリッピング手術を行うと後遺症として神経障害が残ることがあります。これを防ぐために、新しい術式がいくつか登場しています。

一つめは、超音波検査で静脈血の逆流が認められる部分を特定し、切除する範囲を最小限に抑える「選択的ストリッピング手術」です。従来の術式は、全長ストリッピングといって、異常のある伏在静脈を丸ごと抜き取っていました。選択的ストリッピング手術なら血管を抜き取る長さが短い分、周囲の神経は傷つきにくいのです。また、この術式は患者さんの体力的な負担が小さくてすみます。

二つめは、抜き取る血管を内側にめくる「内翻（ないほん）式ストリッピング手術」です。従来は、静脈瘤（りゅう）にワイヤーをしばってそのまま引き抜いていましたが、靴下を裏返すように血管を内側へ丹念にめくり込ませることで周囲の神経などの組織が傷つきにくくなります。これらを組み合わせた術式は、TLA麻酔（局所麻酔）で行うこともでき、痛みや皮下出血が少ないので、比較的軽症なら日帰りでも受けられます。

（孟 真）

Q94 静脈血の逆流を防ぐ「高位結紮術」はどんな手術法ですか？

「高位結紮術」は1990年代後半から、下肢静脈瘤の日帰り手術の先がけとして行われるようになった比較的新しい手術法で、健康保険が適用されます。

ストリッピング手術では逆流のある静脈を抜き取りますが、高位結紮術では静脈をしばって血流をふさぎます。ただし現在では、高位結紮術は、同じく侵襲は軽いが長期成績に優れる血管内治療に取って代わられています。

高位結紮術の手順は、まず、局所麻酔を行ってから逆流のある静脈近くの皮膚を1～3チセン切開します。通常、切開する部位は、大伏在静脈の弁に異常があるなら鼠径部（足のつけ根の部分）、小伏在静脈の弁に異常があるならひざ裏です。次に、異常のある表在静脈が深部静脈と合流するところでしばり、血流をふさぎます。さらに、しばった表在静脈を深部静脈から切り離したり、周囲に枝分かれしている血管をしばったりすることもあります。最後に弾性包帯で患部を巻けば手術は終了になります。

手術にかかる時間は、小伏在静脈なら15分程度、大伏在静脈でも長くて30～40分程

高位結紮術とは

高位結紮術は、深部静脈と表在静脈が合流するところをしばり、血流をふさいで切り離す手術法。局所麻酔で行うことができ、日帰りで受けられる。患者さんの体力的な負担が軽く、軽症でも受けられるのが利点。反面、再発が起こりやすいので治療効果は十分とはいえない。

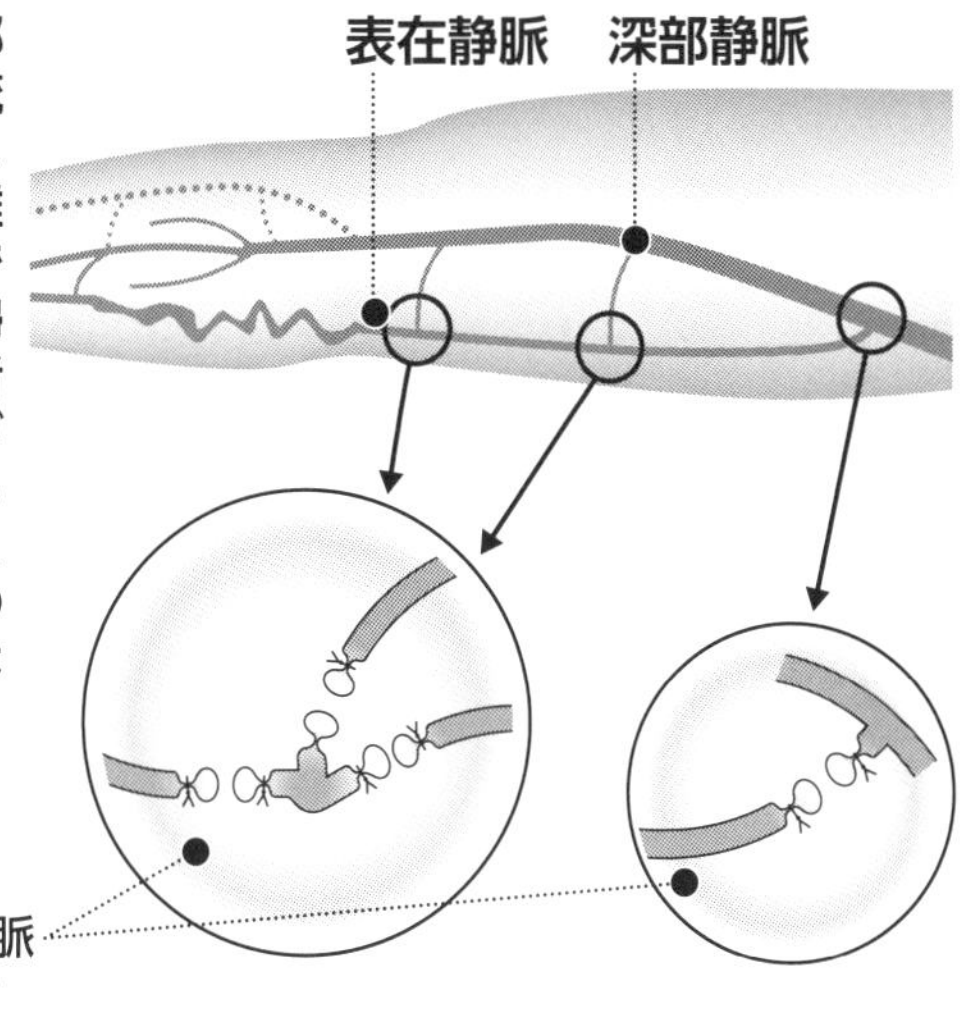

異常のある表在静脈をしばって切り離す

度です。ほとんどの患者さんは日帰りで受けられますが、手術後しばらくは弾性包帯と弾性ストッキング着用が必要です。しばった血管の静脈瘤は、数ヵ月かけてゆっくりと小さくなります（消えないこともある）。

高位結紮術の利点は、血管を温存する愛護的な治療法なので、痛みが少なく神経障害などの合併症・後遺症が起こりにくいことでしょう。

逆に欠点は、静脈弁の壊れた血管をしばり、血流をふさいでいるだけなので、かなりの確率で再発を起こしやすいこと。このため現在では、レーザーや高周波での血管内治療に取って代わられているのです。

（孟　真）

Q95 高位結紮術は日帰りでできるそうですが、注意点はありますか？

局所麻酔で簡単にできる高位結紮術は、術後の痛みや出血が少なく、日帰りで受けられることから以前は盛んに行われていました。しかし、血管内レーザー治療が保険適用になってからは、実施件数が非常に少なくなっています。

高位結紮術が下火になった理由は、この手術のみを受けても数年後にかなりの確率で静脈瘤が再発するため、根本治療とはいえないからです。現在、高位結紮術が単独で行われることは少なく、たいてい硬化療法（Q97参照）、あるいはストリッピング手術（Q91参照）を併用することになります。そもそも、根治が望める血管内レーザー治療が適応になるなら、高位結紮術を選ぶメリットはないといっていいでしょう。

もし下肢静脈瘤の治療を受けていて、医師から「高位結紮術を受けてはどうか」と**すすめられたら、その理由を納得いくまでたずねてください。**高位結紮術は、ハイリスクの患者さんに血栓症の危険がある場合の手術法として行われることはありますが、通常はほかの外科治療、血管内治療が優先されます。

（孟 真）

Q96 手術後に再発することはありますか？

下肢静脈瘤の患者さんは、手術などの外科治療を受けると自覚症状が治まり、浮き出た血管やコブなどの見た目の異常も解消しますが、再発の可能性はゼロではありません。特に、手術の場合は年月が経過するほど、再発が起こりやすくなります。

最も再発しやすいのは高位結紮術で、ある研究によると手術から4年後の非再発率は64・5％と報告されています。下肢静脈瘤のもう一つの手術法であるストリッピング手術の4年後の非再発率は、同研究によると80・4％です。高位結紮術は血管を温存する分、静脈瘤が再発しやすいといえるでしょう。

ちなみに、**血管内治療は再発が少なく、ある研究によると5年後の非再発率は血管内レーザー治療で95・4％、高周波治療で94・9％と報告されています。**これだけ治療成績がよければ、長年にわたって良好な状態をキープできると考えられます。

ただし、患者さんの多くは、下肢に静脈瘤ができやすい生活をしていたり、なりやすい体質を持っていたりします。長時間立ちっぱなしなどの生活習慣を見直し、肥満をさけるなど健康的な生活を心がけることが大切です。

（孟 真）

Q97 注射だけで治療できる「硬化療法」とはどんな治療法ですか？

「硬化療法」は、静脈弁の壊れた血管内に薬剤を注入して固める治療法です。

硬化療法のやり方は、まず、治療する静脈の3～4ヵ所に針を刺します。次に、注射器を使ってポリドカノールという特殊な硬化剤を血管内に注入します。硬化剤を注入したら針を抜いてガーゼを当て、包帯を巻いたり、弾性ストッキングを着用したりして静脈をしっかりと圧迫すれば治療は終了です。

所要時間は10～15分程度。静脈に硬化剤を注入するだけなので治療中の痛みや出血はほとんどなく、麻酔をする必要はありません。治療後は3週間ほど弾性ストッキングを着用する必要はありますが、ふつうに生活ができます。小さな静脈瘤（りゅう）なら1回の硬化療法ですみ、静脈瘤の範囲が広ければ期間を空けて何度か受けることになります。

硬化療法がすすめられるのは、血管内治療が向かない側枝型静脈瘤、網目状静脈瘤、クモの巣状静脈瘤などの軽症の患者さんです。体力的な負担が軽いので、高齢者や合併症がある人でも受けられます（心筋梗塞（こうそく）の人は抗凝固剤を使用しているのでやめたほ

硬化療法とは

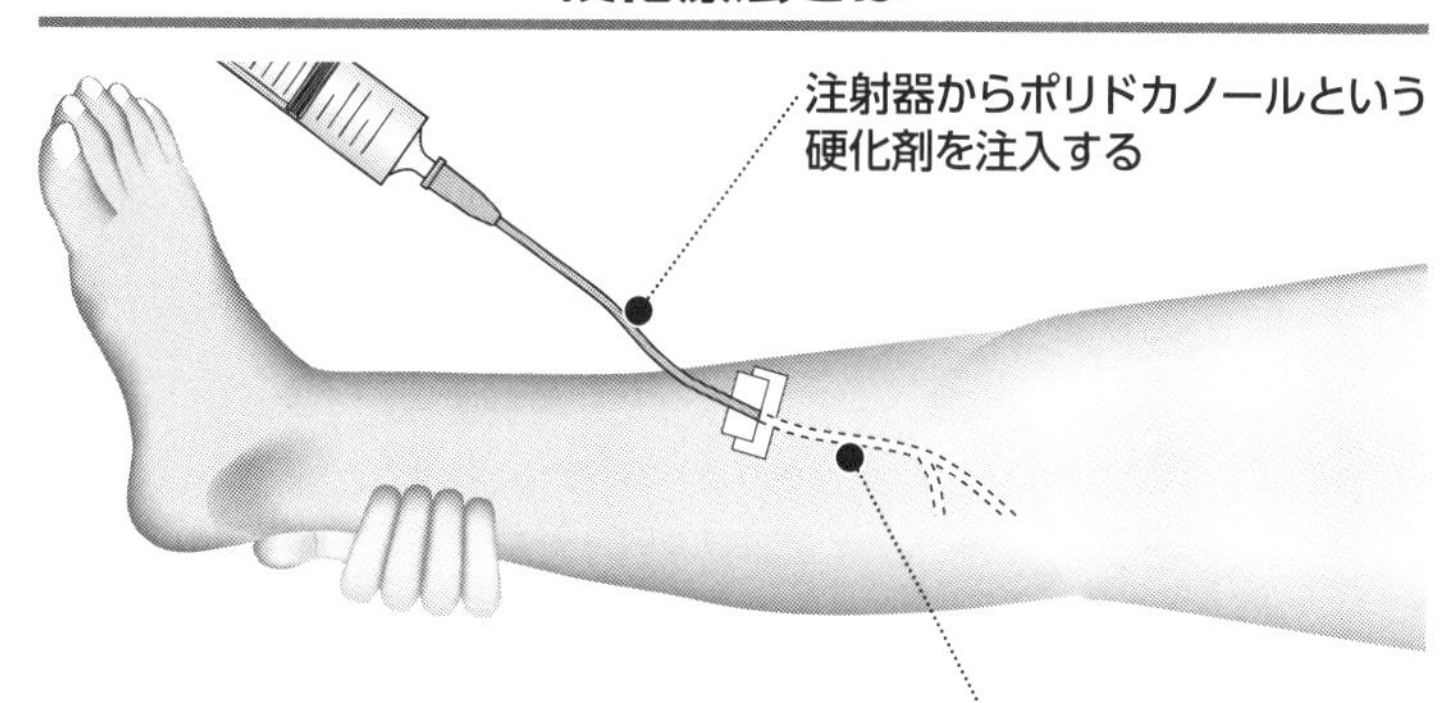

硬化療法は、注射で静脈に特殊な硬化剤を注入し、血管を固める治療法。注射後に患部を固定すると、固まった血管が徐々に体内に吸収されて消失する。皮膚を切開しないので、麻酔は不要。細い血管の治療に向く。

うがいい）。

また、硬化療法は、光ファイバーなどカテーテルを挿入できない曲がりくねった静脈瘤の治療にも有効とされています。ただし、太い静脈に硬化剤を注入しても確実に血管を固められないため、ある程度進行した下肢（かし）静脈瘤の場合は、ほかの外科治療と組み合わせて実施されます。

以前まで硬化療法では、液状の硬化剤が使われていましたが、血管内で流されてしまって治療成績が比較的低いという問題点がありました。現在は、空気と混ぜて泡状にした硬化剤を用いるフォーム硬化療法が主流になっており、治療成績は大幅に向上し、ときに、伏在型の静脈瘤にも使用されています。

（孟 真）

Q98 硬化療法は曲がりくねった細い血管にも有効だそうですが、注意点はありますか？

硬化療法は、麻酔なしで手軽に受けられる低侵襲な外科治療です。肌の上から透き通って見える細い血管がきれいになり、蛇行した静脈瘤（りゅう）の治療にも対応できることから幅広く活用できる治療法といえます。もちろん、健康保険が適用されます。

とはいえ、硬化療法にはいくつか注意点があります。まず、治療後に**硬化剤を注入した静脈が少し痛み、コリコリとしたシコリが現れたり、色素沈着が起こったりする**ことです。これは静脈が固まっている正常なサインですが、しこりが消失するまで約3～6ヵ月、色素沈着が薄くなるまで1～2年かかることもあります。

次に、気管支ぜんそくの人、過去に深部静脈血栓症の診断を受けたことがある人は、硬化療法を受けられません。特に、**深部静脈血栓症の既往歴がある場合、硬化療法を受けると新たな血栓**（血液の塊）ができることがあるので危険です。また、ホルモン剤、ステロイド薬（ステロイドは副腎（ふくじん）皮質ホルモン）、経口避妊薬（ピル）、一部の骨粗鬆症（そしょうしょう）薬、抗凝固薬を服用している人も硬化療法を受けられない場合があります。

（孟 真）

Q99 複数の治療法を組み合わせるケースがあるそうですが、なぜですか？

下肢(かし)静脈瘤(りゅう)の外科治療である血管内治療、手術、硬化療法には、それぞれに長所と短所があります。しかも、血管は複雑につながり合い、枝分かれしているほか、太さもまちまちであるため、下肢静脈瘤の治療はひと筋縄ではいきません。

そのため、複数の治療法を組み合わせることで、それぞれの苦手なところを補い合い、治療効果を高められます。

よく採用されるのは「血管内レーザー治療＋硬化療法」、「ストリッピング手術＋硬化療法」、「高位結紮(けっさつ)術＋硬化療法」の組み合わせです。血管内治療や手術で太い静脈瘤を治療し、硬化療法で細い静脈や枝分かれした血管を治療することで、見た目がよりきれいになるうえ、再発のリスクも低減できます。

また、「血管内レーザー治療＋スタブ・アバルジョン法」、「ストリッピング手術＋スタブ・アバルジョン法」もよく採用される組み合わせで、静脈瘤を即座に消し去ったり、手術で切除する範囲を狭くしたりする利点が得られます。

（孟 真）

Q100 下肢静脈瘤の手術でひざ痛が治った人がいると聞きました。本当ですか？

下肢静脈瘤の患者さんは、変形性膝関節症（ひざ痛）を合併していることが少なくありません。それは、どちらの病気も加齢とともに発症しやすくなるからです。

実は、血管内レーザー治療などの外科治療を受けた患者さんから、治療後にひざ痛が軽くなったという話を聞くことがよくあります。これについては、国内で興味深い研究が行われているので紹介しましょう。

この研究では、変形性膝関節症を合併した下肢静脈瘤の患者さん35人に、血管内治療を受けたあとのひざ痛の変化を問診票で回答してもらいました。その結果、25人（71・4％）にひざ痛の改善が認められたのです。また、進行度が高くなるほど改善度は低くなるものの、すべての病期でひざ痛が軽くなった患者さんがいました。

このように下肢静脈瘤の外科治療を受けることで変形性膝関節症が改善するのは、静脈血やリンパ液の流れがスムーズになることで下肢のむくみが解消し、ひざ関節にかかる負担が減るからではないかと推察されます。

（孟 真）

第6章

合併症・二次性静脈瘤についての疑問 11

Q101 下肢静脈瘤が進行すると4人中1人に合併症が起こるというのは本当ですか？

下肢静脈瘤は進行性の病気であり、軽症のC1から重症のC6へと段階的に病状が悪化していきます（Q41参照）。C1では細い血管に静脈瘤ができるだけで自覚症状もありませんが、C2からC3の段階になると太い静脈が浮き出るようになり、C4以上になると皮膚の湿疹や潰瘍などの合併症が現れるようになるのです。

このように下肢静脈瘤の進行によって合併症が起こる人の割合は、およそ25％といわれています。つまり、4人に1人に合併症が伴うことになります。

また、病気の進行に関係なく合併症が起こることもあります。

例えば、外科治療（血管内治療、硬化療法、手術）を受けて皮下出血が起こると、色素沈着といって皮膚が黒く変色することがあります。また、中性脂肪値や悪玉コレステロール値（LDL）が高くて血液がドロドロしている人は、深部静脈血栓症になって、次には命にもかかわる肺塞栓症が起こりやすくなります。合併症の起こりやすさは、患者さんの体質に少なからず左右されるといえるでしょう。

（岩井武尚）

Q102 下肢静脈瘤の合併症にはどんなものがありますか?

下肢静脈瘤の合併症は、進行度(Q41参照)でいうと、重症化するC4からC6にかけて起こります。本来、下肢静脈瘤は良性の病気なので、命にかかわることはありません。しかし、合併症が起こるとQOL(生活の質)が大幅に低下するうえ、まれに血栓症を併発して突然死する危険があります。

まず、下肢静脈瘤の合併症としてC4の段階から現れるのは「色素沈着」「湿疹」といった皮膚の異常です。

このうち、色素沈着は最も多く見られる合併症で、主にくるぶしの内側辺りから肌の色が黒く変色するようになります。これは、足の静脈圧が高くなり、血液中に含まれる鉄分が皮膚の表面ににじみ出るのが原因です。

湿疹も、下肢静脈瘤の患者さんに起こりやすい合併症の一つです。これは、うっ滞性皮膚炎によって起こる症状でかゆみを伴います。ステロイド薬を塗ることで一時的に症状は改善しますが、下肢静脈瘤を治療しないかぎり湿疹は完治しません。

下肢静脈瘤の進行度の最終段階である、C6で起こる合併症は「潰瘍」です（C5は潰瘍から回復した治療後の状態を指す）。この潰瘍は、くり返す静脈血の逆流、静脈圧の上昇、リンパ液のうっ滞、細菌感染などが原因で起こります。

また、色素沈着した皮膚が細菌感染すると、真っ赤に腫れて「蜂窩織炎」を起こすこともあります。蜂窩織炎になると、痛みや発熱によって歩行困難に陥ります。こうなったら、1～2週間ほど入院して治療を受けなければなりません。

皮膚疾患以外の合併症では、深部静脈血栓症に伴って「**肺塞栓症**」が起こる可能性があります。肺塞栓症は、足などに生じた血栓（血液の塊）が血流に乗って運ばれ、肺の動脈につまる病気です。**肺塞栓症が起こると命を落とすことがあるので、**下肢静脈瘤になったら病院で深部静脈の検査も受けることが重要になります。

こうした合併症を未然に防ぐためにも、下肢静脈瘤を察知したら早期に正しい診断と治療を受けましょう。（岩井武尚）

潰瘍とは

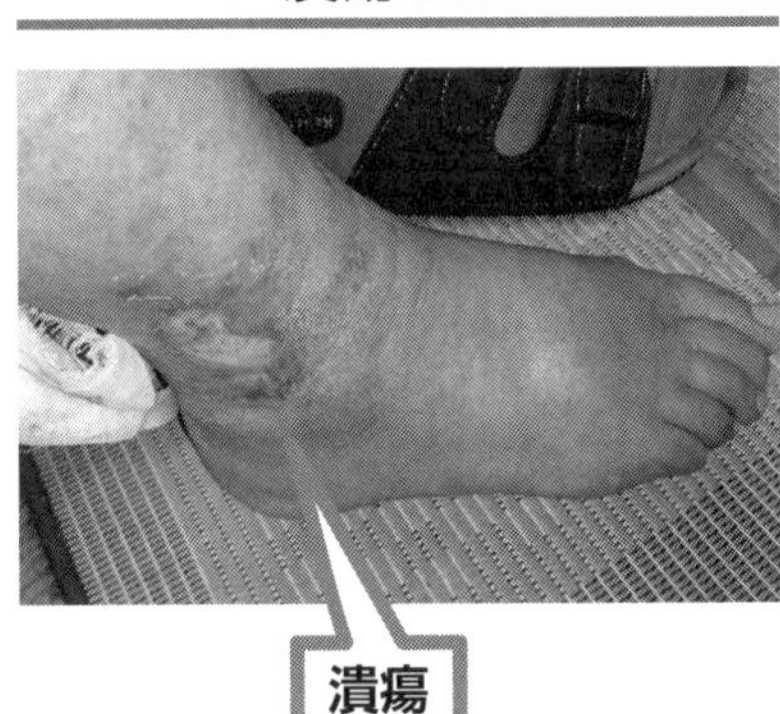

潰瘍は、くり返す静脈血の逆流、静脈圧の上昇、リンパ液のうっ滞などが原因で皮膚の上皮が欠損し、その欠損が下層の組織に至った状態。最も重症のC6で起こる合併症。

Q103 ひざや股関節の手術後に「二次性静脈瘤」が起こりやすいと聞きました。なぜですか？

下肢静脈瘤には、皮膚近くを通っている表在静脈で起こる「一次性静脈瘤」と、骨近くを通っている深部静脈の閉塞で表在静脈瘤となる「二次性静脈瘤」があります。このうち、二次性静脈瘤の原因として最も多いのは「深部静脈血栓症」です（Q104参照）。

深部静脈血栓症は、血液がドロドロしていて流れにくい人に多発します。そして、発症の引き金となるのは下半身の手術です。とりわけ、骨盤や股関節、ひざ関節などを手術したあとに深部静脈の中に血栓（血液の塊）ができて、この静脈がつまりやすくなります。そうした部位の手術中は、下肢の深部静脈の血流が滞ってしまうからです。手術中、患者さんの約40～50％に危険な血栓ができるといわれています。

ですから、手術中や術後には、深部静脈が血栓でつまらないように厳重な管理を行い、血栓症の疑いがある場合は抗凝固薬（ワーファリン）を投与するなど、すぐに対応する必要があります。

（岩井武尚）

Q104 二次性静脈瘤で最も多い「深部静脈血栓症」とはどんな病気ですか？

骨に近いところを通る深部静脈の血流が滞った場合にも、皮膚近くを通る表在静脈に行き場を失った静脈血がドッと流れ込み、下肢静脈瘤（二次性静脈瘤）を発症することがあります。その最たる原因は「深部静脈血栓症」です。

深部静脈血栓症は、なんらかの原因で深部静脈を流れる血液が凝固して血栓（血液の塊）ができる病気です。深部静脈が血栓で完全につまることもあれば、小さな血栓が血管内に浮いている状態であることもあります。血管が完全につまった場合はむくみや痛みが現れ、血栓が血管で浮いているだけなら自覚症状はありません。

この病気の怖いところは、深部静脈にできた血栓が肺に到達し、命を脅かす「肺塞栓症」を引き起こすことです。深部静脈血栓症と肺塞栓症は連続した病気なので、両者を合わせて「静脈血栓塞栓症」と呼びます。

深部静脈血栓症は、腕に発症することもありますが、多くは下肢に起こります。特に、肺塞栓症のほとんどは足にできた血栓が原因といわれています。

（岩井武尚）

Q105 深部静脈血栓症は下肢静脈瘤とよく間違われるそうですが、なぜですか？

静脈瘤(りゅう)を伴わない深部静脈血栓症（二次性静脈瘤ではない深部静脈血栓症）は、一見すると「隠れ下肢(かし)静脈瘤」（Q29参照）によく似ています。隠れ下肢静脈瘤は、足のむくみや痛みといった自覚症状はあるのに、太い血管やコブなどの見た目の異常が現れない下肢静脈瘤をいいます。**深部静脈血栓症もこれと似た自覚症状が現れ、太い血管やコブなどは現れないため、下肢静脈瘤と間違われやすいのです。**

自己チェック法としては、太ももやふくらはぎを押圧(おうあつ)すること。隠れ下肢静脈瘤の場合は皮下脂肪の奥に太い血管があってボコボコとしていますが、深部静脈血栓症の場合にはそうした感触はありません（実際には触診だけの診断は困難）。

もっとも、深部静脈血栓症は血管内にできた血栓で起こり、下肢静脈瘤は逆流防止用の静脈弁の異常が原因で起こるので、超音波検査を受ければ確実に区別はつきます。医療機関で超音波検査を受けるときは、表在静脈だけでなく深部静脈の状態も併せて調べてもらいましょう。

（岩井武尚）

Q106 深部静脈血栓症の原因はなんですか？

深部静脈血栓症の発症には、さまざまな原因が関係していますが、主に次の三つの要因が絡んでいると考えられます。

●静脈の内壁が損傷していること……静脈は、ケガや炎症、病気（閉塞性血栓血管炎）などで傷つくことがあり、血管が損傷したところで血栓が形成されやすくなる。

●血液が固まりやすい状態であること……喫煙、出産、手術、高齢者の脱水症状は血液の凝固を促し、血栓ができやすい。また、経口避妊薬、エストロゲン（女性ホルモンの一種）と似た作用を持つ薬も副作用で血液が固まりやすくなる。

●血流が滞っていること……長期の入院、寝たきりの生活、長距離ドライブ、飛行機旅行で足を動かさなかったり、骨盤・股関節・ひざ関節の大がかりな手術を受けたりすると、静脈の血流速度が低下して深部静脈に血栓ができやすくなる。

通常、健康な人が深部静脈血栓症を発症することはまれです。すでに、体が病的な状態であり、右にあげたいくつかの危険因子が重なることで深部静脈血栓症が起こると考えられています。

（岩井武尚）

Q107 深部静脈血栓症はどんな症状が起こりますか？

深部静脈血栓症の典型的な症状は、痛みです。特に、足首をすねのほうに曲げたり、筋肉を締めたりすると、血栓（血液の塊）ができている鼠径部（足のつけ根の部分）やふくらはぎが痛みます。また、圧痛、熱感が現れることもあります。

太ももやふくらはぎ、足首の**むくみ**も深部静脈血栓症でよく見られる症状です。重症になると、足がむくむだけでなく**皮膚が赤紫から暗赤色に変色**します。

さらに、足の静脈がふさがれると、動脈にも悪影響が出ます。動脈の血液が下肢へ十分に届かなくなったら、**しびれや足先の痛み、関節運動のマヒ**が起こります。

また、静脈の血流が回復しないと**静脈性壊疽**（静脈がつまり、その組織が死んだ状態になること）が起こることがあるので要注意です。

胸の痛みや息苦しさが起こることもあります。これは、血栓が肺の動脈につまる肺塞栓症の前ぶれなので、すぐに医療機関を受診しましょう。

ただし、深部静脈血栓症を発症した人の約半数は無症状です。

（岩井武尚）

Q 108

命まで奪う「エコノミークラス症候群」も深部静脈血栓症というのは本当ですか？

「エコノミークラス症候群」は、深部静脈血栓症に伴って起こる肺塞栓症そのものです。飛行機でエコノミークラスの狭い席に長時間座りっぱなしになると、足の静脈に血栓（血液の塊）ができ、その血栓が肺の動脈をつまらせることがよくあるのです。

飛行機以外にも、寝たきりや長時間のドライブなど、足を動かさないことで起こる肺塞栓症を、一般にはエコノミークラス症候群といいます。その発症のしくみや症状について、もう少しくわしく説明しましょう。

エコノミークラス症候群のような肺塞栓症を引き起こすのは、ほとんどが足や骨盤内の深部静脈に生じた大きな血栓です。この大きな血栓が、ふくらはぎの筋ポンプ作用によって足の静脈から心臓へと押し出されることがあります。そして、心臓の右心室から肺へと続く動脈が血栓でつまると、肺に血液がほとんど循環しなくなって、血圧と酸素レベルが急低下して突然死を招くのです。

小さな血栓が肺の細い動脈でつまることもありますが、この場合は肺組織のごく一部が機能しなくなるだけなので致命的ではありません。症状としては、大きな血栓がつまる急性の場合は胸痛や呼吸困難が現れ、チアノーゼ（酸素が不足して皮膚や粘膜が青紫色になること）、ショック状態に陥ります。また、小さな血栓がつまる慢性の場合は、軽度の呼吸困難、息切れ、セキなどが持続します。

治療法には、抗凝固薬（ヘパリンなど）や血栓溶解剤（ウロキナーゼなど）の点滴投与、カテーテルを血管内に挿入して吸引する血栓除去、手術などがあります。

ところで、エコノミークラス症候群などの肺塞栓症は再発のおそれがあるため、一度かかったら予防に努めることが大切です。具体的には、抗凝固薬（ワーファリンやDOACなど）の服用、弾性ストッキングの着用がすすめられます。ほかにも、同じ姿勢を長時間続けずにときどき立ち上がって歩いたり、脱水症状を防ぐためにこまめに水分を補給したりすることも重要です。

最近は予防として、心臓と深部静脈血栓症の患部の間にある下大静脈の中に特殊なフィルターを留置して血栓の移動を防ぐ、**大静脈フィルター**という治療法もあります。ただし、大静脈フィルターを静脈の中に留置しても、血栓の移動を完全には防げません。大静脈フィルターが選択されるのは、抗凝固薬で重い副作用が現れて服用を続けられない、あるいは抗凝固薬で効果を得られないような場合です。

（岩井武尚）

Q109 深部静脈血栓症の検査はどう行われますか？

深部静脈血栓症は、体の奥深くを通る深部静脈に異常が起こるため、発見が困難な病気です。その診断では「超音波（エコー）検査」（専門的にはカラードプラ検査という）や、血液検査による「d-ダイマー測定」が行われます。

まず、カラードプラ検査では、血流が速度により異なる色で表示される装置を用い、血流が正常かどうか、静脈血が逆流している箇所や血栓（血液の塊）がないかを調べます。次に、d-ダイマー測定では、血栓から放出されるd-ダイマーという物質の血液中の濃度を調べます。d-ダイマーの濃度が高ければ深部静脈血栓症が疑われます。

これらの検査で血栓の有無や重症度、経過などを調べるのです。そして、深部静脈血栓症の診断がついたら、血栓が肺に入り込んでいないか、血栓の先がほかの部位に飛びやすい状態になっていないか、といった危険度の確認が必要になります。

すでに肺塞栓（そくせん）症の症状が認められる場合には、「CT（コンピュータ断層撮影）検査」で肺血管を造影したり、「肺シンチグラフィー」といって放射性物質で肺を通る空気や血液の流れを描出したりする検査を行うこともあります。

（岩井武尚）

Q110 深部静脈血栓症の治療はどう行われますか？

深部静脈血栓症は、必ずしも治療が必要な病気ではありません。たとえ超音波検査（カラードプラ検査）で下肢（かし）の深部静脈に血栓が見つかったとしても、軽度なものであれば自然に溶けて消失することが多いのです。

ただし、下肢の広範囲にわたって血栓があったり、深部静脈が完全に閉塞（へいそく）し血栓の末端が動いていたりする場合には、入院して治療を受けなければなりません。

深部静脈血栓症の治療は、薬剤で血液を固まりにくくする「抗凝固療法」が中心になります。主に使われるのは、抗凝固薬のヘパリンです。このヘパリンを点滴で持続静注（一定の速度で持続的に少量ずつ注入する方法）したり、皮下注射をしたりします。同時に、飲み薬の抗凝固薬であるワーファリンやＤＯＡＣの服用を開始します。

肺塞栓症（そくせんしょう）を併発している場合は、急性呼吸循環不全（呼吸困難や血圧低下によるショック状態）に陥ると発症早期の死亡率が高くなるため、その管理は非常に重要です。呼吸管理では、鼻カニューレ（鼻から酸素を送る管）、酸素マスクなどを使い、それでも不十分な場合は人工換気（気管挿管などで酸素を送ること）を導入します。また、循環管理では、ドーパミンなどの薬剤を用いたり、NO（一酸化窒素）を吸入したりして呼吸障害を防ぎますが、状態が悪ければ手術で血栓を除去することもあります。

なお、**肺塞栓症で肺動脈がつまり、心臓の右心室から肺への血流が遮断されているような場合には、通常の抗凝固療法を行うだけでは不十分なので、積極的に血栓を溶かす「血栓溶解療法」も行われます。**この血栓溶解療法では、血栓溶解薬のウロキナーゼやt-PAを静脈注射するか、カテーテルという細い管を血管に挿入し血栓のある部位まで到達させて薬剤を直接流し込んで血栓を溶かします。

ただし、血栓溶解療法は、抗凝固療法に比べて血液を固まりにくくする作用が格段に強いため、出血が起こりやすいという問題があります。そのため、内部出血のある人や、直近に脳や目の手術を受けた人、妊娠している人、コントロール困難な高血圧の人、糖尿病性出血性網膜症の人などは、この治療を受けられません。

また、血栓溶解療法が有効なのは発症から14日以内（深部静脈血栓症のみの場合は7日以内）とされています。しかし、保険適用の許容投与量が低いこともあり、この治療を受けても血栓が完全に溶けきらずに再び血管がつまることがあります。

ほかにも、急性で広範な深部静脈血栓症で発症から10日未満の場合、「外科的血栓除去術」という手術が行われることもあります。

（岩井武尚）

Q111 深部静脈血栓症の治療後、どのような注意が必要ですか？

深部静脈血栓症の患者さんは、入院治療が終了したあとも静脈が再び血栓でつまって病気が再発するおそれがあるので注意しなければなりません。

特に、静脈につまった血栓が溶けきらずに残っている場合は、5～10年ほど経過すると足の腫(は)れや皮膚変化、潰瘍(かいよう)、静脈瘤(りゅう)などが現れる「**静脈血栓後遺症**」に悩まされることになります。そうならないように足の血流を促すことが肝心です。

最も手軽で安全であり、多くの患者さんに推奨される深部静脈血栓症の再発予防法は、弾性ストッキングの着用です。**弾性ストッキングを履きつづけることは、血栓症の再発予防だけでなく、二次性静脈瘤の発症を予防することにも有効とされています。**

さらに、抗凝固薬のワーファリンや後述するＤＯＡＣを飲みつづける必要もあります。これらの薬は血液をサラサラにするため、血流が抜群に促されます。

血栓症の再発予防を目的にワーファリンを服用する場合は、血液検査のＰＴ-ＩＮＲ（正常値は１・０）という数値を１・５～２・５に保つことを目標にします。ちなみに、PT-INRは血液の凝固効果のレベルを示し、数値が低ければ血液が固まりやすく、数値が高ければ血液が固まりにくいことになります。

ワーファリンは、ビタミンKを摂取すると吸収が阻害され、血液の抗凝固作用が妨げられる性質があります。そのため、ワーファリンの服用中は、ビタミンKが豊富に含まれるグレープフルーツや納豆は食べられません。これに対して最近は、**納豆を食べても大丈夫なDOACと呼ばれる新しい抗凝固薬も登場**しています。

ところで、ワーファリンには出血の副作用という大きな問題があります。血が固まらないため、体のさまざまな部位に出血が起こるのです。そこで、月1回程度は血液検査を受け、薬の効き具合を調べなければなりません。また、高齢者は眼底出血を起こしやすいので眼科での定期検査も必要です。

抗凝固薬を服用する期間は患者さんによって異なりますが、肺塞栓症（そくせん）を起こしやすい高リスク群と診断された場合は一生飲みつづけなければなりません。一方で、数年だけ服薬し、d-ダイマー測定で血液が固まりやすいと判定されたら服薬を再開するようなケースもあります。

ほかにも、日常生活で長時間同じ姿勢を取らない、足を積極的に動かすといった心がけも深部静脈血栓症の再発を予防するために重要です。

（岩井武尚）

第7章

日常生活の注意点やセルフケアについての疑問 24

Q112 下肢静脈瘤を招く生活習慣はありますか？

下肢静脈瘤（かしじょうみゃくりゅう）の患者さんで最も多いのは、立ち仕事をしている人です。例えば、販売員や店舗のレジ係、美容師・理容師、警備員など、歩かずに立ちっぱなしで仕事をしている人は下肢静脈瘤を発症するリスクが高くなります。

太い血管の動脈は、心臓から送り出された血液を全身に運んでいますが、心臓のポンプ作用には限界があり、ふくらはぎや太ももなどから心臓へと押し戻される下肢の静脈血の流れは滞りやすい状態になっています。そこで、下肢の静脈の血流を促すために人体に備わっているのが、ふくらはぎの筋肉のポンプ作用です。

静脈やリンパ液は筋肉に接しており、ふくらはぎの筋肉が動くと静脈血やリンパ液が押されて下肢の静脈血を心臓へ押し戻してくれるのです。こうした、ふくらはぎの筋肉によるポンプ作用を「筋ポンプ作用」といいます。

立っている姿勢は、重力に逆らって血液が心臓に戻る距離が最も遠くなるため、静脈にとって非常に条件の悪い状態です。さらに、立ちっぱなしの仕事をしている人は、長時間足を自由に動かせない環境に置かれがちです。すると、下肢の筋肉を動かすことが減り、ふくらはぎの筋ポンプ作用が衰え、血液中の老廃物が滞留して下肢静脈瘤の症状が現れやすくなるのです。

立ち仕事に従事していなくても、**足を動かすことが少ない人は要注意です。**事務やパソコン業務などでイスに座り、長時間同じ姿勢を続けていると、ふくらはぎの筋ポンプ作用が働きにくくなります。

運動不足の人も、下肢静脈瘤になりやすくなります。現代の私たちの多くは、慢性的な運動不足の生活になっています。移動手段として電車や車、エレベーター、エスカレーターなどを使うことが当たり前の社会になり、歩く機会はめっきり減っています。運動不足の生活を続けていると筋力が衰え、ふくらはぎの筋ポンプ作用も弱くなり、静脈の流れが滞ってしまうのです。**最近は新型コロナウイルスの影響で外出を自粛せざるを得ませんが、こうした生活が下肢静脈瘤を招く温床ともなりかねません。**

肥満と下肢静脈瘤の直接の因果関係は解明されていませんが、太っている人は下肢の静脈にかなりの負荷がかかり、静脈の弁が壊れやすい状態になっているといえます。また、肥満に伴う生活習慣病になると血流が悪くなり、心臓に負担がかかって全身の血液を押し流す心臓のポンプ作用も衰え、下肢静脈瘤を起こす原因になります。しかも、肥満の人は、総じて運動不足なので注意が必要です。

（岩井武尚）

Q113 日常生活を少し変えるだけで下肢静脈瘤が改善すると聞きました。本当ですか？

下肢静脈瘤（かしじょうみゃくりゅう）の病状がかなり進んでいる場合には医療機関での治療が必要になりますが、軽症の段階なら、日常のセルフケアで改善するケースも少なくありません。また、下肢静脈瘤の治療を受けた人も、再発予防のために、下肢の静脈に負担をかけるような生活習慣を改めることが重要です。

運動不足で歩くことが少なくなると、静脈血を心臓へ押し戻すふくらはぎの筋ポンプ作用が衰えてしまいます。そこで、足を動かすことを増やして、できるだけ立ったまま、座ったままの状態をさけることが大切です。そうすれば、下肢の筋肉が鍛えられ、ふくらはぎの筋ポンプ作用も活発に働いて、静脈の血流がよくなります。

また、糖尿病や脂質異常症などの生活習慣病を持っている人は血液中に糖分や中性脂肪、悪玉（ＬＤＬ）コレステロールなどが増えて血流が悪化しますが、これによって静脈血の流れも悪くなると考えられます。生活習慣病をきちんと治療して改善させることは、下肢静脈瘤の予防・改善にもつながるでしょう。

（岩井武尚）

Q114 運動はほとんどしません。日常どんなことを心がけたらいいですか？

ふくらはぎの筋ポンプ作用は、ふくらはぎにある腓腹筋やヒラメ筋などの筋肉を収縮・弛緩させることによって発揮されます。つまり、ふくらはぎの筋肉を縮めたりゆるめたりすることが効果的なのです。それを最も簡単に、かつ有効にできるのが「歩くこと」です。

歩くことなら、運動が苦手な人にも実行できます。激しい運動をすると足の筋肉が緊張して静脈血の流れを悪化させかねないのですが、歩くことならその心配もありません。通勤や買い物、用足しなどの時間を利用して、短時間でもいいので日常生活の中で歩くことを積極的に取り入れましょう。歩いて足を動かすことで、ふくらはぎの筋ポンプ作用がしっかり働いてくれるようになります。

なんらかの事情で、**外出することが難しい人もいるでしょう。そのような人には、自宅でできる、ふくらはぎの筋ポンプ作用を高める体操やマッサージ（第4章参照）を**紹介しているので、ぜひ実践してみてください。

（岩井武尚）

Q115 ふくらはぎのポンプ作用をよくする効果的な歩き方はありますか？

正しい姿勢を意識して歩くようにすると、ふくらはぎの筋ポンプ作用が高まります（図参照）。後ろの足を蹴（け）り返すようにして歩くのがコツで、ふくらはぎの筋肉を伸ばすことができます。

ひざを曲げたり、すり足で歩いたり、歩幅が小さかったりすると効果が期待できなくなるので注意してください。

（岩井武尚）

歩き方のコツ

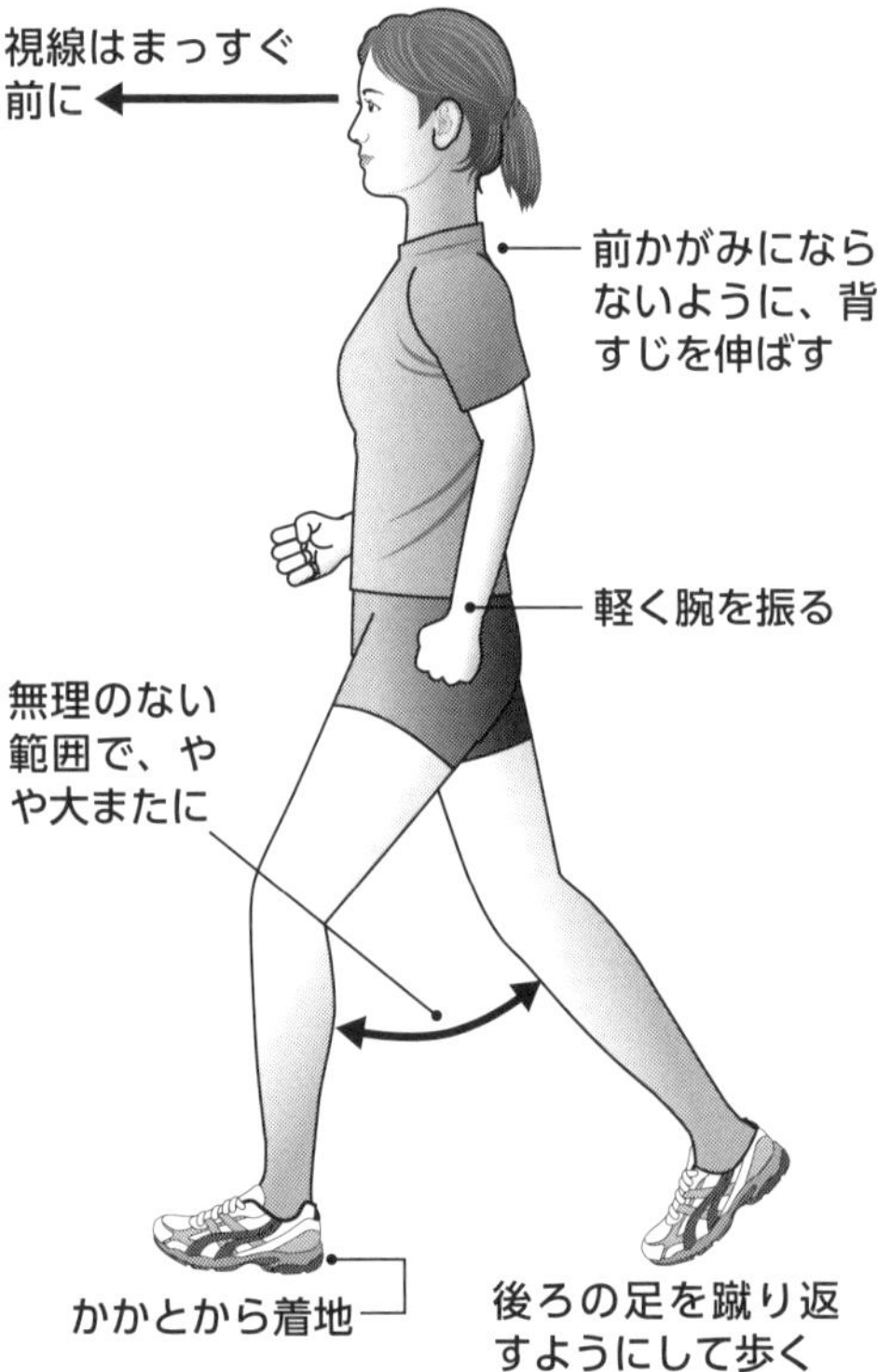

Q116 弾性ストッキングは運動療法を行うときに着けていてもいいですか？

弾性ストッキング（Q76～81参照）は、下肢静脈瘤の予防や改善に効果のあるアンダーウェアとして、専門の血管外科医の多くが推奨しています。

運動を行うときには、弾性ストッキングをはずす人もいますが、それは間違いです。弾性ストッキングを着けたまま第４章で紹介した運動を行うと、このストッキングがふくらはぎの筋ポンプ作用をサポートしてくれるため、下肢の静脈血が心臓へ押し戻されやすくなるのです。

弾性ストッキングは、基本的に朝起きたときに着け、夜の入浴前にはずします。就寝中の姿勢は、足と心臓がほぼ水平になり、重力の血流への影響は最小限の状態です。これは、足の静脈にとって最もらくな姿勢であり、就寝中に弾性ストッキングを着けてもあまり意味がないからです。

ただし、手術などで入院をした患者さんには、術後、圧力が弱めの弾性ストッキングを夜間にも着けてもらうことがあります。

（岩井武尚）

Q117 ひざ痛のため日中サポーターを着けていますが、下肢静脈瘤にも効果はありますか？

ひざ痛や足のむくみに悩む人の中には、市販されている着圧ソックスや圧迫ストッキングなどのサポーターを着けている人もいるでしょう。しかし、医師がそのようなサポーターの着用をすすめることは、まずありません。

その理由は、ひざ痛や下肢静脈瘤の症状を改善するほどの圧迫効果は、サポーターにはないからです。

下肢全体をバランスよく圧迫することと、一部分だけを締めつけることは同じではありません。**ひざやふくらはぎなどの一部分だけを締めつけることは、むしろ静脈血やリンパ液の流れを悪化させてしまいかねません。ひざ痛のためサポーターを着けていると、下肢静脈瘤の症状を悪化させることがあるので注意してください。**

下肢静脈瘤の治療を行う医師がすすめているのは、弾性ストッキングです（Q76参照）。医学的な見地から合理的に設計されている弾性ストッキングは医療機関で購入でき、自分のサイズに合ったものを選んでもらえます。

（岩井武尚）

Q118 ハイヒールや合わない靴は危険と聞きました。靴選びやフットケアのコツは？

かかとの高いハイヒールやピンヒール、ブーツなどの靴を、おしゃれのために履いている女性が多くいます。こうした靴を履いていると、足は爪先（つまさき）立ちの姿勢を強いられ、ふくらはぎの筋肉は緊張したままの状態になります。

また、サイズの合わない靴もいけません。合わない靴や、かかとが高く足先の細い靴を履いていると、靴ずれや巻き爪など足や爪のトラブルが起こりやすくなります。そして、その傷口から細菌が入り込み、リンパ管を通って静脈に感染を引き起こしてしまうことがあるのです。重症になると、血栓ができてしまうおそれもあります。

靴は自分に合った歩きやすいものを選ぶとともに、足や爪のケアを行うことも大切です。入浴のさいには、石けんをよく泡だて、かかとや足の指と指の間、爪をていねいに洗います。そして石けんを完全に洗い流し、水分をしっかりふき取ります。また、爪が周囲の皮膚に食い込む陥入爪（かんにゅうそう）（巻き爪）などになると炎症が起こりやすくなります。爪のトラブルがある人は、専門の医療機関で治療を受けましょう。

（岩井武尚）

Q119 通勤電車やバスでは立ちっぱなしが多い。どうしたらいいですか？

電車やバスで立ちっぱなしのときは、つり革や手すりにつかまったままできる「爪(つま)先(さき)立ち体操」がおすすめです。この体操は肩幅程度に両足を開き、背伸びをするように爪先で立ち、その姿勢を1〜2秒維持します。次に、かかとをゆっくり床に下ろし、床に足がついたら1〜2秒休みます。この動作をくり返し行います。

爪先立ち体操で使われるのは、主にふくらはぎの腓腹(ひふく)筋とヒラメ筋です。これらは、ふくらはぎの筋ポンプ作用において要となる筋肉です。かかとを上げて爪先立ちになるときに筋肉が収縮し、かかとを床に下ろしたときに筋肉が弛緩(しかん)します。ふくらはぎの筋肉が収縮・弛緩をくり返すことで静脈が圧迫され、血液が心臓方向に押し出されます。

ただし、必ず電車やバスが停止しているときに行ってください。電車やバスが停止していてもバランス能力が低下している人は、狭い車内で体操をすると転倒するおそれもあるので注意してください。

（広川雅之）

Q120 デスクワークが多い。イスに座ったままできる運動はありますか？

イスに座った姿勢は、立った姿勢より、下肢（かし）の静脈への負担は少ないものの、座ったままで足を動かさなければ、ふくらはぎの筋ポンプ作用は働きません。

そこで、**イスに座ったままで仕事中にさりげなくできる「足バタバタ体操」を行うといいでしょう。**Q119で紹介した「爪先立（つまさき）ち運動」ではかかとを上げましたが、足バタバタ体操では逆に爪先を持ち上げます。まず、イスに浅く腰かけ、背中を背もたれにしっかりとつけ、足を肩幅程度に開き、軽く前に投げ出します。かかとは床につけたまま、爪先をゆっくりと「手前に引く」「前へ伸ばす」をくり返します。同時に両手を上げ、上半身を反らし、深呼吸を行うとより効果的です。

また、同じ姿勢でかかとを床につけたまま、爪先で円を描くように回す「足首回し」も有効です。これらの運動を行うと、ふくらはぎの筋ポンプ作用が働いて、静脈血の流れが促されます。それ以外にも、トイレに行ったり、窓の外を見に行ったりするなど、少なくとも1時間に1回は歩くことを心がけましょう。

（広川雅之）

Q121 立ちっぱなしの仕事をしています。足のポンプ作用を促す方法はありますか?

立ちっぱなしの仕事でも、できるだけ足を動かすことが重要です。1ヵ所に立ち止まったままの状態が、ふくらはぎや太ももなどの下肢(かし)に最も負担をかけるので、なるべく歩き回るようにしましょう。歩き回るのが難しい仕事であれば、仕事の空き時間を利用し、作業台や机で体を支えて**「爪先(つまさき)立ち体操」**(Q119参照)を行ってください。

周囲に人がいなければ、ゆっくりと腰を下ろす要領で、ひざを曲げ伸ばす**「ひざ屈伸運動」**、いわゆるスクワットを行ってもいいでしょう。ゆっくりと腰を下ろし、ひざを曲げた姿勢を1~2秒維持し、ゆっくりともとの姿勢に戻して休憩し、またひざを曲げます。こうした一連の動作を10回程度くり返します。

靴選びも大切です。ヒールの高い靴は足首の動きを制限して足の筋ポンプ作用を低下させるので、ヒールが低く足首を動かしやすい靴を選びましょう。また、職場の服装として問題がなければ、弾性ストッキングを履くのもいいでしょう。(広川雅之)

Q122 腹式呼吸が足のむくみにいいと聞きました。うまく行うコツはありますか？

呼吸には「胸式呼吸」と「腹式呼吸」という二つの方法があります。

腹式呼吸はイメージとしておなかがふくらんだりへこんだりする呼吸で、息を吸うと横隔膜が下がり内臓が前方に移動しておなかをふくらませます。一方、胸式呼吸はイメージとして胸が横に広がる呼吸で、息を吸うと肋間筋（ろっかんきん）が働いて肺を横方向へふくらませます。一般的に、胸式呼吸は浅い呼吸となりがちです。

腹式呼吸だけでなく胸式呼吸を行うときも、息を吸うと横隔膜が下がって胸の圧力が低下し、腹部の圧力が上がって静脈が押されます。静脈弁があるため血液は足には向かわず胸に向かって流れます。息を吐くと腹部の圧力が下がり、足の血液が腹部に上がってきます。

基本的に、こうした下肢（かし）の静脈への作用は腹式呼吸も胸式呼吸も同じです。コツとしては、**浅い呼吸ではなく、大きな呼吸をゆっくりと行うことを心がけるといいと思います。**

（広川雅之）

大きな呼吸（腹式呼吸）のやり方

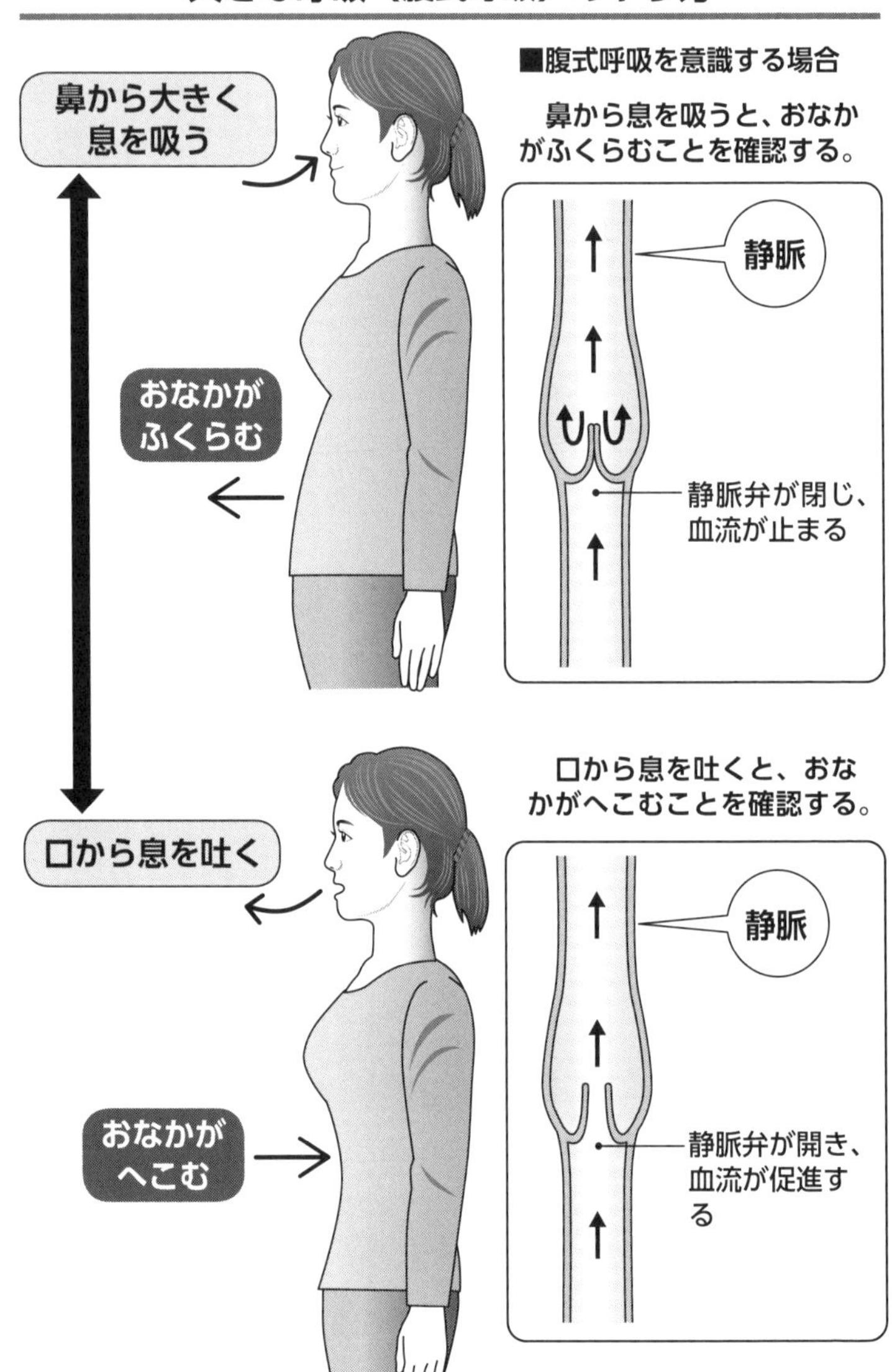

Q123 足は高く上げているといいそうですが、デスクワーク中はどうしたらいいですか？

立っているときはもちろん、座っているときも下肢（かし）は重力の影響を受けるため、下肢の静脈血の流れは悪くなります。特に、イスに座ったままテレビを見たり、デスクワークをしたりする人は要注意です。

そこで、イスに長時間座りつづけるときは、足を高い位置に置くようにするといいでしょう。こうすれば、重力の影響を受けにくくなり、下肢の血流が改善しやすくなります。

デスクワークの人は、**机の下に20センチ程度の高さの台を置き、台の上に足を乗せて業務を行うといいでしょう。**

そのさいに、おすすめなのが「足バタバタ体操」（Q120参照）です。この体操は、足を台の上に乗せたまま両足の爪先（つまさき）を上下に動かしますが、左右の爪先を交互に動かす（右の爪先が上のとき、左の爪先は下）のもいいでしょう。台の上で足バタバタ体操をすれば、ふくらはぎの筋ポンプ作用が働くので、さらに効果的です。

（広川雅之）

Q124 水分は多くとっても大丈夫？むくみがひどくなりませんか？

水分を多くとるとむくみの原因になると考えている人がいますが、それは誤解です。腎臓（じんぞう）の機能が正常であれば、余分な水分は尿として排泄（はいせつ）されるので、むくみはひどくなりません。

ただし、腎臓や心臓に病気がある人は、短時間に多量の水分をとったり、寝る直前に水分を多くとったりすると、むくみの原因になるので注意してください。

また、水分といっしょに塩分をとると、塩の成分であるナトリウムが体に水分をとどめる働きがあるため、むくみやすくなります。特に注意が必要なのが飲酒で、お酒に含まれるアルコールには利尿作用がありますが、おつまみ類は塩分を多く含んでいるので、むくみの原因となります。飲酒してすぐに寝ると抗利尿ホルモンが分泌（ぶんぴつ）され、さらにむくみをひどくします。

いずれにせよ、塩分を同時にとらなければ多少の水分摂取は問題ありません。逆に、暑い時期は熱中症にならないよう水分を十分とることが大切です。

（広川雅之）

Q125 日常どんな食事を心がけるべきですか？

下肢静脈瘤は静脈の病気であって、動脈の病気ではありません。したがって、動脈硬化に関係する血液をサラサラにする食品、あるいは高血圧・糖尿病・脂質異常症・肥満といった生活習慣病の予防につながる食生活は、下肢静脈瘤とはあまり関係がありません。

唯一、下肢静脈瘤と関係していると考えられているのが、ポリフェノール（Q130参照）です。**赤ワインのポリフェノールは、静脈の機能を強化してむくみを軽減するといわれています。**

また、Q124で解説したとおり、**塩分はむくみを助長してしまう可能性があるので、過剰に摂取するのはさけるべきです。**

なお、直接的ではありませんが、肥満は下肢静脈瘤を悪化させるので、内臓脂肪型肥満や生活習慣病を防ぐ食生活を心がけるのは無意味なことではありません。ポイントは、多様な食品をとって栄養バランスを整えることで、特に注意したい栄養素や食品については、Q127以降で説明します。

（広川雅之）

Q126 食事で下肢静脈瘤が消えると本で見ましたが本当ですか?

特定の食事や食べ物が下肢静脈瘤を直接的に治すことはありません。下肢静脈瘤を悪化させる肥満を予防するために、栄養バランスの整った食生活を送ることが大切です。

具体的な食事のポイントは、腹八分目を心がけて肥満を防ぐこと、**脂質や糖質をとりすぎないこと、塩分は控えめにすること**、油のとり方に注意することなどです。そして大豆などに多い良質のたんぱく質(体内で合成されない必須アミノ酸)、ビタミン、ミネラル(無機栄養素)、食物繊維、抗酸化成分などを欠かさずとりましょう。

自分の食生活を確認したり見直したりするためには、一定期間の食事や間食の内容をメモしたり、スマートフォンなどで撮影したりして、食べすぎていないか、ひんぱんに間食をとっていないか、とりすぎている栄養素と不足している栄養素がないかどうかをチェックすることが有効です。また、肥満を防ぐために、定期的に体重を測定する習慣をつけましょう。

(広川雅之)

Q127 塩分のとりすぎに注意すべきなのはなぜですか？

塩分の過剰摂取は、さけなくてはなりません。塩の成分であるナトリウムが体に水分をとどめる働きがあるため、むくみの要因になるからです。高血圧の要因にもなり、動脈を傷めることにもつながります。

塩分を多く含む食品を食べすぎないことが肝心ですが、漬け物やみそ汁など塩味の強い食品だけではなく、調味料やパン、ハム、ソーセージ、練り物、魚の干物などの加工食品や、めん類の汁、外食、市販のおかず、弁当にも塩分は多く含まれているので注意が必要です。そのほか、インスタント食品、スポーツドリンク、ノンオイルドレッシングなどにも塩分が多く含まれています。

塩分をとる量を減らすコツは、肉や魚などの主菜は従来どおりの味つけにし、副菜は柑橘(かんきつ)類や酢、香辛料などを使って塩分を少なくして味のメリハリをつけることです。

また、ミネラル（無機栄養素）の一種のカリウムは、食塩に含まれるナトリウムを体外に排出する作用があります。カリウムが多く含まれる野菜や果物、海藻類などを積極的に日々の食事に取り入れましょう。

（広川雅之）

Q128 肉の脂身はさけたほうがいいのですか？

下肢静脈瘤を悪化させる内臓脂肪型肥満の一因は、脂質のとりすぎです。**肉の脂身に多く含まれる飽和脂肪酸は、とりすぎると悪玉（LDL）コレステロールや中性脂肪を増加させます。**脂身の多いバラ肉やロース肉はさけ、ヒレ肉やささみ肉など、脂身の少ない部位を選んで食べることが大切です。

また、卵、レバー、イクラやカズノコなどの魚卵類など、コレステロールを多く含む食品を食べすぎると、悪玉コレステロール値が上がりやすくなります。

糖質のとりすぎもよくなく、血液中の中性脂肪を増やしてしまい、血液をドロドロにして血流を悪くしてしまいます。ご飯やパン、めん類、甘いお菓子や飲料など糖質の多い食品をとりすぎていないかどうか見直しましょう。

脂質や糖質のとりすぎの害を防ぐには、食物繊維を積極的にとることがポイントです。野菜や海藻、きのこ類、大豆・大豆製品などに多く含まれる食物繊維は、小腸でのコレステロールや糖質の吸収を抑え、血液中の悪玉コレステロールを減らす働きがあります。

（広川雅之）

Q129 さけたほうがいい油はありますか？

脂質の構成成分である脂肪酸には、血管や血液を健康に保つために有効に働くものと、そうでないものがあります。

飽和脂肪酸は肉の脂身や内臓類、ラード、バター、乳製品などに多く含まれ、血液中の悪玉（LDL）コレステロールや中性脂肪を増やし、血管や血液の質に悪影響を及ぼすので、さけるべきでしょう。

一方、不飽和脂肪酸のオメガ6系の油はゴマ油、コーン油、紅花油、大豆油などがあり、血液中のコレステロールを減らす働きがありますが、とりすぎると善玉（HDL）コレステロールを減らしてしまいます。同じく不飽和脂肪酸のオメガ3系の油は青魚に含まれるDHAやEPA、アマニ油、エゴマ油などがあり、血液中のコレステロールや中性脂肪を減らすうえに、血栓（血液の塊）を防ぐ働きもあります。

また、マーガリンやショートニングなどに多く含まれるトランス脂肪酸は、血液中の悪玉コレステロールを増やし、善玉コレステロールを減らす作用があるため、とりすぎには要注意です。

（広川雅之）

Q130 ポリフェノールは積極的にとるべきですか？

血管の老化を招く要因の一つに、血管内で発生する活性酸素があります。活性酸素が大量に発生すると酸化反応が起こり、血管壁が傷ついて炎症が引き起こされます。血管壁の損傷や炎症が長引くと、しだいに血管はもろくなり、血流も悪くなります。

そこで、下肢静脈瘤を予防するには、活性酸素の発生を抑える抗酸化成分を含む食品を積極的にとることが重要です。

抗酸化成分の一種のポリフェノールは種類が多く、赤ワインやブドウに含まれるポリフェノールのほかにも、ブルーベリーや赤ジソ、黒豆、ナスなどに多いアントシアニン、大豆のイソフラボン、緑茶のカテキン、ゴマのリグナン、タマネギのケルセチン、ソバのルチン、ウコンのクルクミンなどもポリフェノールの仲間で、いずれも抗酸化作用があります。

そのほか、野菜や果物、ナッツ類などは、抗酸化作用を発揮するビタミンA（β-カロテン）・C・Eを豊富に含むため、積極的にとりましょう。

（岩井武尚）

Q131 お酒やコーヒーは飲んでもかまいませんか?

お酒やコーヒーは毎日の習慣になっている人も多いことでしょう。お酒やコーヒーは飲みすぎてはいけませんが、適量(個人差はあるが、ビールで500ミリリットル、日本酒で180ミリリットル程度)であれば、飲んでもかまいません。

適量のアルコールをとると、血管が拡張して血流は改善します。また、アルコールそのものには利尿作用があります。

しかし、お酒のおつまみが問題です。塩辛いおつまみといっしょにアルコールをとると、塩の成分であるナトリウムによって水分が体の中にたまり、むくみの原因となります。

また、コーヒーには、ポリフェノールが赤ワインと同等かそれ以上含まれています。ポリフェノールは静脈を強化してむくみを防ぐ働きがあるので、適量であれば静脈にはいい影響があります。ただし、コーヒーには覚醒(かくせい)作用や利尿作用を高めるカフェインが含まれています。飲みすぎると夜眠れずトイレが近くなるので、飲む量はほどほどにしましょう。

(広川雅之)

Q132 喫煙がよくないのはなぜですか？

喫煙と下肢静脈瘤（かしじょうみゃくりゅう）の直接的な関係は現在、確認されていません。

しかし、タバコの煙には多くの有害物質が含まれています。例えば、ニコチンは、体の働きを活発にする交感神経を優位にして血圧を上げたり、心拍数を増やしたりします。そのため喫煙は、動脈硬化を起こし、悪化させる要因の一つになります。

さらに、タバコの煙に含まれる酸化物質は、動脈の内皮を傷つけて血栓を作りやすくします。こうしてできた血栓（血液の塊）が、脳梗塞（のうこうそく）や心筋梗塞を引き起こす原因ともなりかねません。

静脈の病気との関係でいえば、まれにへビースモーカーの人がかかるバージャー病という難病では、遊走性静脈炎という静脈病変を合併する場合があります。

いずれにせよ、喫煙は全身の血管に重大な障害を及ぼすばかりか、タバコを吸わない周囲の人にも受動喫煙の害をもたらします。喫煙者は、ニコチンガムやニコチンパッチなどの禁煙補助剤や禁煙外来などを利用して、禁煙を始めることをおすすめします。

（広川雅之）

Q133 入浴はシャワーですが、湯船につかるべきですか？

ふくらはぎなどの下肢（かし）のむくみが気になる人は、シャワーだけですませるのではなく、きちんと湯船につかったほうがよいと思います。

お湯で体を温めると、全身の筋肉の緊張がほぐれ、末梢（まっしょう）の血管が広がって動脈血だけでなく静脈血の血流もよくなります。このことは、シャワーの場合も湯船につかる場合も同じです。

しかし、湯船につかって入浴すると、下肢にお湯の水圧がかかります。この水圧によって、下肢に滞りがちな静脈血が心臓に戻りやすくなり、リンパ液の流れも改善されやすくなると考えられます。そのため、シャワーだけですませるよりも湯船につかったほうが、下肢のむくみが改善しやすいのです。

湯船につかりながら、下肢のマッサージ（やり方はQ75参照）を行うといいでしょう。入浴で全身の血行がよくなっているので、下肢のマッサージの効果がより高まります。

（広川雅之）

Q134 寝る前に布団の上でできる運動はありますか？

立つ姿勢や座る姿勢を取ると、足と心臓に高低差ができ、重力の影響で下肢(かし)に静脈血がたまりやすくなります。一方、横になる姿勢の場合は、足と心臓の高さがほぼ同じになるため、重力の影響が少なく、下肢の静脈血は心臓へ戻りやすくなります。

このように、静脈の負担が少ない状態で下肢の筋肉を動かす体操をすれば、ふくらはぎの筋ポンプ作用が高まり、より効果的に下肢の血流を促すことができます。例えば「手足ブラブラ体操」（Q67参照）をすると、ふくらはぎの筋肉が刺激され、手足の先端にある毛細血管の流れが促進します。この体操のやり方は、次のとおりです。

①あおむけになり、両足を肩幅くらいに開いて伸ばす。両手は、体の横に置いて力を抜く。

②両手・両足を天井に向けて上げる。

③手足の力を抜き、両手両足を小刻みにブラブラと小さくゆらす。

④30〜40秒ほどブラブラさせたら少し休憩する。

⑤以上②〜④の動作を3回ほどくり返す。

（岩井武尚）

Q135 寝るときは足を少し高くするといいそうですが、具体的にどうすればいいですか?

寝ている間は通常、足が心臓とほぼ同じ高さになるので、体にかかる重力が均等になり、下肢（かし）の静脈への負担が少なくなります。しかし、静脈の機能が低下していると、横になっても下肢の静脈血やリンパ液が停滞しやすくなります。

そうした場合は、足を心臓よりも少し高くした姿勢で寝ると、下肢の血液やリンパ液が心臓へ戻りやすくなり、むくみの改善も期待できます。

足を高くするといっても、不自然な姿勢では安眠が妨げられ、就寝中にひざが圧迫されて、ひざを悪くしてしまうこともあります。また、足を無理に上げると、心臓への負担も増し、太ももの静脈も圧迫されます。

そこでおすすめしたいのが、座布団やクッション、折りたたんだバスタオルなどをふくらはぎからひざ下のあたりまで敷き、高さが15〜20チセンくらいになるように調整し、その上に足を乗せて寝る方法です。この体勢なら、寝返りを打つにも支障がなく、足をやや上げた状態を無理なく維持することができます。

（岩井武尚）

解説者紹介

※掲載順

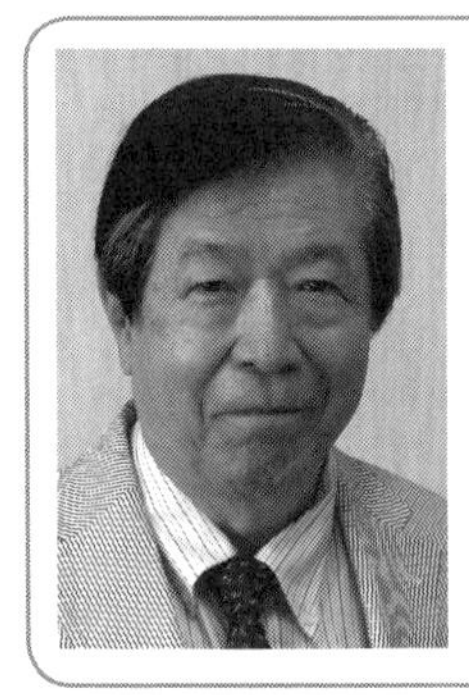

東京医科歯科大学名誉教授
つくば血管センター　センター長

岩井武尚（いわい たけひさ）先生

東京医科歯科大学医学部卒業後、サンフランシスコカリフォルニア大学病院で血管外科の分野を学ぶ。帰国後、血管外科を臨床・研究面から日本で専門分野として認められるように尽力。東京医科歯科大学外科教授、同大学大学院教授などを経て現職。日本静脈学会理事長、日本外科学会専門医・指導医、日本血管外科学会名誉会員。

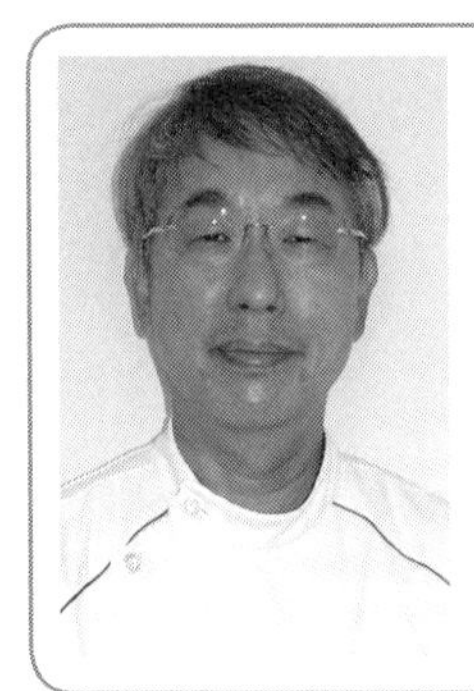

日本血管外科学会評議員
お茶の水血管外科クリニック院長

広川雅之（ひろかわ まさゆき）先生

高知医科大学卒業後、ジョーンズホプキンス大学で学び、東京医科歯科大学血管外科助手、同大学血管外科講師などを経て現職。日帰りストリッピング手術、血管内レーザー治療、血管内グルー治療など、下肢静脈瘤の新しい治療法の研究・開発を行う。外科専門医・指導医、脈管専門医、日本静脈学会理事、日本脈管学会評議員。

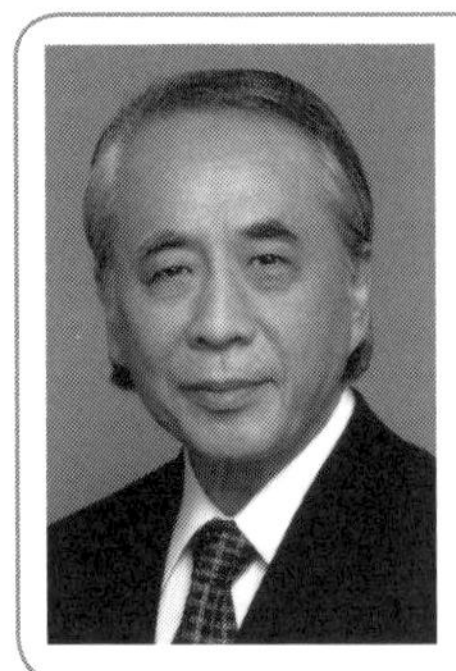

国際医療福祉大学臨床医学研究センター客員教授
都庁前血管外科・循環器内科院長

重松　宏（しげまつ ひろし）先生

東京大学医学部卒業後、フロリダ大学に留学。東京大学大学院助教授、東京医科大学外科学第二講座主任教授、国際医療福祉大学臨床医学研究センター教授などを経て現職。日本血管外科学会名誉会長（前理事長）、日本脈管学会名誉理事長、日本心臓血管外科学会名誉会員・国際会員、日本静脈学会名誉会員。

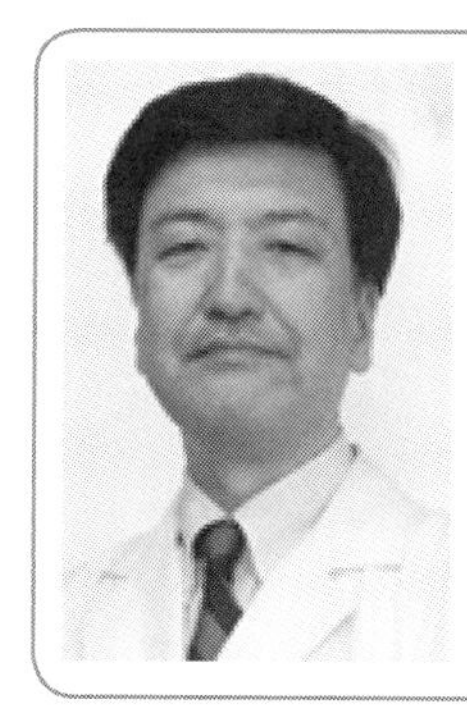

川崎医科大学総合医療センター
外科部長・特任教授
もりたいちろう
森田一郎先生

川崎医科大学卒業。専門分野は血管外科全般、下肢血行再建術、血管内治療（大動脈瘤、末梢血管)、シャント手術、再生治療（骨髄細胞など)。日本外科学会外科専門医・指導医、心臓血管外科専門医、日本脈管学会認定脈管専門医、日本血管外科学会血管内治療認定医、大動脈瘤ステントグラフト指導医、下肢静脈瘤レーザー焼灼術指導医。

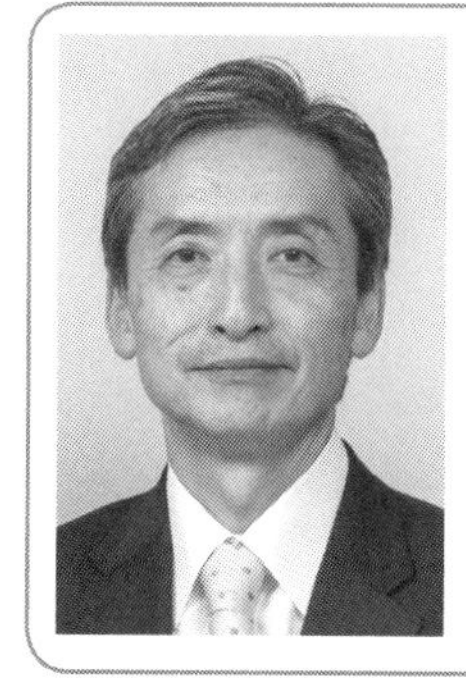

福島県立医科大学
心臓血管外科准教授
さとかわひろの
佐戸川弘之先生

福島県立医科大学卒業後、同附属病院第一外科に所属。その後県内のいくつかの病院を経て、1989年より同院の心臓血管外科に勤務している。資格としては、日本心臓血管外科学会指導医・修練指導医等の資格を有す。医療における静脈学をライフワークとし、現在日本静脈学会の理事、静脈学の編集委員長に就いている。

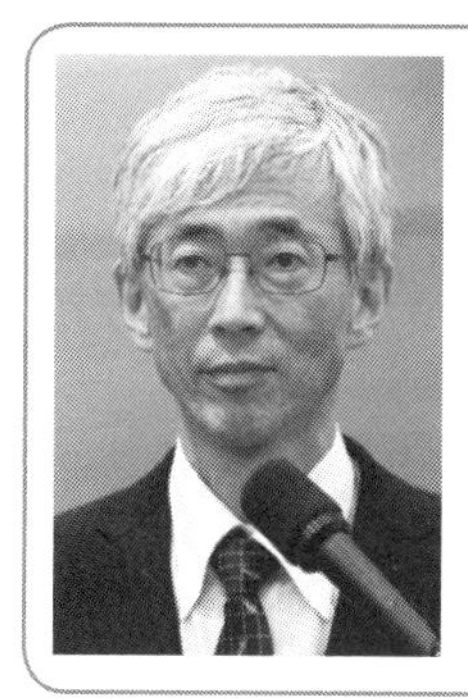

横浜南共済病院
心臓血管外科部長
もう　まこと
孟　真先生

群馬大学医学部卒業。専門は心臓血管外科。役職は横浜南共済病院心臓血管外科部長、院長補佐、循環器センター部長。心臓血管外科専門医・修練責任者、日本外科学会認定医・専門医・指導医、日本胸部外科学会認定医、下肢静脈瘤血管内焼灼術指導医、腹部大動脈ステントグラフト指導医（腹部)、日本血管外科学会血管内治療医。

下肢静脈瘤
血管外科の名医が教える
最高の治し方大全

2021年3月16日　第1刷発行
2024年3月18日　第2刷発行

編集人　小俣孝一
シリーズ統括　石井弘行　飯塚晃敏
編集　わかさ出版
編集協力　唐澤由理
菅井之夫
髙森千織子
装丁　下村成子
イラスト　デザイン春秋会
DTP　クリエイティブ・コンセプト
発行人　山本周嗣
発行所　株式会社文響社
〒105-0001　東京都港区虎ノ門2丁目2-5
共同通信会館9階
ホームページ　https://bunkyosha.com
お問い合わせ　info@bunkyosha.com
印刷・製本　中央精版印刷株式会社

ISBN 978-4-86651-305-8

本書は専門家の監修のもと安全性に配慮して編集していますが、本書の内容を実践して万が一体調が悪化する場合は、すぐに中止して医師にご相談ください。また、疾患の状態には個人差があり、本書の内容がすべての人に当てはまるわけではないことをご承知おきのうえご覧ください。